外科围手术期护理:第二辑

王锡唯　赵国芳　舒　明　徐　军　主编

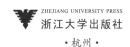

ZHEJIANG UNIVERSITY PRESS
浙江大学出版社
·杭州·

图书在版编目（CIP）数据

外科围手术期护理.第二辑／王锡唯等主编.－－杭州：
浙江大学出版社，2022.11（2025.1重印）
　　ISBN 978-7-308-23068-1

　　Ⅰ.①外… Ⅱ.①王… Ⅲ.①外科手术－围手术期－外科
护理 Ⅳ.①R473.6

　　中国版本图书馆 CIP 数据核字(2022)第 172661 号

外科围手术期护理：第二辑

王锡唯　赵国芳　舒　明　徐　军　主编

责任编辑	殷晓彤
责任校对	张凌静
责任印制	范洪法
封面设计	续设计—黄晓意
出版发行	浙江大学出版社
	（杭州市天目山路 148 号　邮政编码 310007）
	（网址：http://www.zjupress.com）
排　　版	杭州林智广告有限公司
印　　刷	浙江省邮电印刷股份有限公司
开　　本	880mm×1230mm　1/32
印　　张	9.75
字　　数	250 千
版 印 次	2022 年 11 月第 1 版　2025 年 1 月第 2 次印刷
书　　号	ISBN 978-7-308-23068-1
定　　价	49.00 元

《外科围手术期护理：第二辑》编委会

主　编　王锡唯　赵国芳　舒　明　徐　军

副主编　董明君　蔡金尔　董选军　何　萍

编　委（按姓氏拼音排序）

鲍梦婷　陈蓓蕾　陈海燕　陈吉晨　陈项琳

陈　燕　陈　莺　杜学奎　费晓青　胡婕儿

胡静娜　蒋常芬　李明敏　林　李　林　玲

邱玲艳　裘银香　邵琴燕　邵亚芳　孙琼慧

孙　星　唐燕燕　王　静　王　霄　王　燕

吴文晓　徐培君　徐雯雯　徐小郁　杨明磊

应莉敏　袁　丹　张鲁敏　朱燕燕

前　言

随着"生物-心理-社会"医学模式的发展，以患者为中心的整体护理模式的普及和深化，使得围手术期患者的护理越来越受重视。根据时间的不同，围手术期护理可分为手术前期护理、手术中期护理和手术后期护理。术前评估并矫正可能增加手术风险的生理和心理问题，手术前患者的健康教育；中期评估手术中患者的情况及手术环境；后期评估包括术后康复及出院指导等。

本书讲解、分析和总结了护士在护理临床上遇到的很多实际问题，并为这些问题提供可靠的解决方法，结合书本知识联系临床实践，让护士切实运用临床护理知识，熟练掌握临床护理知识，培养护士的观察和分析能力，提高护士的实践操作技能和实际工作能力。

本书搜集了临床典型的外科各系统专科疾病作为围手术期护理案例，每个案例以病例介绍、护理方案实施、相关知识学习及讨论为基线进行介绍，内容具体，浅显易懂，实用性强，既可以作为外科围手术期护理的参考用书，又可以作为临床护士的教学用书，编写人员均系临床专家及骨干护士，充分借鉴了国内外最新研究进展，并将多年积累的实践经验倾注其中。

在本书的编写、审定和出版过程中,得到了浙江大学出版社的悉心指导与大力支持,在此深表谢意!编写时间仓促,书中疏漏与不妥之处,敬请读者予以批评与指正。

编者
2022 年 6 月

目 录

1

案例一 肺部疾病围手术期护理

患者竺某某,女,63岁,因反复咳嗽咳痰10余年,胸痛气急4天。当地医院查胸部CT:左侧气胸;两侧慢性支气管炎伴感染;两侧胸膜增厚;肝囊肿。患者在当地医院住院保守治疗2天,症状未见明显好转,为进一步治疗,急诊以"左侧气胸"收入院。入院时胸闷存在,伴左侧胸部钝痛,疼痛数字评分法(numerical rating scale,NRS)评分为2分。

既往史:15年前行骨折复位内固定术,否认其他疾病史及过敏史。

个人史:无吸烟史、饮酒史。

患者完善术前各项检查后在全麻下行"胸腔镜下左肺大疱切除修补+胸腔粘连松解术",术后安返病房。患者全麻已清醒,四肢末梢温,带回右侧颈内静脉置管一根,置管深度13cm,接患者自控镇痛(patient controlled analgesia,PCA)2mL/h维持,左侧一根胸管予以接持续低负压吸引,水柱波动存在,留置导尿管一根,胸部切口敷料干燥,术后医嘱予Ⅰ级护理、禁食、持续双鼻塞吸氧3L/min、持续心电监护,并予以抗炎、化痰、补液、预见性止痛等治疗。自诉切口钝痛,NRS评分为3分,巴塞尔(Barthel,BI)评分为重度依赖,深静脉血栓(deep venous thrombosis,DVT)评分为9分,营养评分为3分,已汇报医生。术后诊断:左侧气胸;两侧慢性支气管炎伴感染;肝囊肿;肺大疱。

一、定 义

肺部疾病包括肺癌(肺鳞状细胞癌、肺腺癌、小细胞肺癌、肺转移性肿瘤等)、肺部良性肿块(肺平滑肌瘤、肺结核球、错构瘤、炎性假瘤、脂肪瘤、血管瘤等)、气胸、肺大疱、脓胸、肺脓肿、肺结核、肺囊肿(先天性)、中叶综合征、肺真菌病等。

手术治疗是治疗顽固性气胸的有效方法,也是预防其复发的最有效措施。

二、手术方式和麻醉方式

本例患者手术方式为胸腔镜手术,麻醉方式为全麻。

三、手术前护理

(一)心理调适

保持情绪稳定,要有一种愉快轻松的心情,坚定的信念,以积极乐观的态度进行治疗;积极配合治疗,以良好的心态迎接手术。

(二)戒　烟

吸烟与术后并发症的发生率和病死率有关。吸烟会刺激呼吸道,引起细支气管收缩,减弱气管内纤毛对黏液的清除能力,引起痰液淤积,影响术后排痰。如果术后排痰不充分,极容易出现肺不张,导致肺部感染的风险明显增加。同时,吸烟可降低血氧饱和度,增加血中碳氧血红蛋白含量,增加术中和术后并发症的发生风险。针对吸烟指数>400支年的患者,术前应进行肺功能锻炼,严格戒烟时间应超过2周,以降低术后并发症的发生风险。

(三)饮　食

快速康复理念提倡无胃肠道动力障碍患者术前6h禁食固体食物,术前2h禁食清流质食物。若患者无糖尿病史,推荐术前2h饮用400mL含12.5%碳水化合物的饮料,以减缓饥饿、口渴、焦虑情绪,降低术后胰岛素抵抗和高血糖的发生率。术前具体禁食禁饮时间应遵照医嘱。

(四)营　养

根据自身情况补充营养。如患者消瘦,术前几日需进食高热量、高蛋白质、高维生素食物。如患者较肥胖,则进食高蛋白、低脂肪食物,以储存部分蛋白质并消耗体内脂肪,因为体脂过高会影响伤口愈合。

(五)口腔护理

口腔是呼吸道的门户,细菌易通过口腔进入呼吸道,因此需及时治疗口腔慢性感染和溃疡,早晚刷牙、餐前餐后漱口,保持口腔清洁,防止术后呼吸道感染。

(六)睡　眠

术前晚保证充足的睡眠,必要时遵医嘱使用助眠药物。

(七)床上大小便训练

由于手术限制、安置各种引流管等,患者术后短时间内需要在床上大小便。故术前需练习床上大小便,这样可避免因习惯的改变而造成便秘、尿潴留。

(八)呼吸功能训练和有效咳嗽、咳痰训练

呼吸功能训练和有效的咳嗽、咳痰训练可以改善患者的肺功能,增加呼吸肌力量,有利于术后排痰,促进肺扩张,缩短胸管留置时间,减少术后并发症,促进康复。

1.呼吸功能训练

腹式呼吸指吸气时让腹部凸起,吐气时让腹部凹陷的呼吸方法。初学者取坐位,双脚着地,身体稍前倾,也可取半卧位,两膝轻轻弯曲使腹肌松弛。手放在腹部,以感觉腹部隆起程度。用鼻子缓慢吸气时,腹部鼓起,放在腹部的手有向上抬起的感觉。呼气时,缩唇缓慢呼气,腹部凹陷,放在腹部的手有下降感。呼与吸时间之比为(2～3):1,呼吸频率为 8～10 次/min,每次 3～5min,每天锻炼3～4次。

2.有效咳嗽、咳痰训练

进行数次深而缓慢的腹式呼吸后,深吸一口气后屏气 3～5s,身体前倾,进行 2～3 次短促有力的咳嗽,张口咳出痰液,咳嗽时收

缩腹肌,或用自己的手按压上腹部,帮助咳嗽。

(九)术前准备

手术前一日病区内进行术前准备工作,包括皮试、术前指导、麻醉科会诊、备血、手术标识描记等。

四、手术后护理

(一)卧 位

回病房后取低半卧位(床头摇高 30°～45°),以利于呼吸和引流。6h 后可将床头摇高,坐起。白天尽量摇高床头,坐位休息,避免长时间平卧,以防止肺部感染等并发症发生。

(二)早期康复锻炼

1.床上锻炼

术后早期活动,可以促进肠道功能的恢复,预防肌肉萎缩及下肢静脉血栓的发生,有利于患者的康复。

床上锻炼的具体方法如下。

(1)握拳:双手用力握拳 3～5s,双手张开,放松 2～3s,如此 8～10 次为 1 组,3～4 组/d。

(2)直腿抬高:下肢伸直,抬起来约呈 45°,保持 3～5s 后放下,如此 8～10 次为 1 组,3～4 组/d。

(3)踝泵运动(图 1-1):脚背向上翘起,感觉到大腿在用力,维持 3～5s 后放松 2～3s,重复 8～10 次为 1 组,3～4 组/d。以踝关节为中心,做跖屈、内翻、背伸、外翻的360°"旋转"运动。

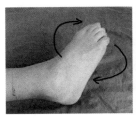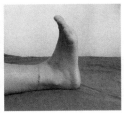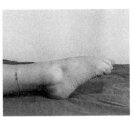

图1-1　踝泵运动

2. 下床活动

术后早期下床活动有利于肺功能的康复及舒适度的提升,亦可促进全身状况的改善。通过实施早期下床活动,可以降低肺部感染及术后肺部并发症的发生率,促进血液循环和代谢,降低静脉血栓等情况的发生率。术后血压、呼吸、脉搏等平稳,病情无特殊变化的患者,可在手术次日下床活动。患者可先进行床边站立及踏步训练,在家属的帮助下坐在床边,然后缓慢扶起站立,进行原地踏步训练。训练应循序渐进、量力而行。活动期间,应妥善保护引流管,避免引流管脱出。起身下床时遵守"三部曲",即平躺30s,坐起30s,站立30s后再行走。在下床活动时,要注意保暖,避免着凉,防止发生肺部并发症。活动过程中,若出现胸闷、气促、头晕、心动过速、心悸、出汗、脸色苍白等,应立即停止活动。

3. 有效咳嗽、叩肺

术后6h即可坐起,遵医嘱进行雾化吸入、有效咳嗽及深呼吸训练。日间最好每2~3小时进行一次有效咳嗽,以促进痰液排出和肺复张,防止肺不张的发生。

叩肺可以通过胸壁震动气道,使附着在肺、支气管内的分泌物脱落,通过体位引流,使分泌物到达细支气管,进而通过咳嗽将痰排出体外。因此,术后家属应协助患者进行叩肺以促进痰液排出和肺复张,建议先进行雾化吸入以稀释痰液,然后再进行叩肺治疗,这样痰液更容易被咳出,排痰效果更好。咳嗽时可用手按压手术伤口处,以减轻震动引起的疼痛。建议夜间仍以休息为主,可在睡前进行叩肺和有效咳嗽。

(1)叩肺方法:患者坐起,单层衣服(或单层薄布)覆盖于患者胸背部,家属取空心掌,即手背隆起,手掌中空,拇指紧靠食指(图1-2),利用手腕力量(图1-3)从肺底自下而上、由外而内迅速而有节奏地叩击背部。每一肺叶叩击1~3min,每分钟叩击120~180次(叩击时发出空而深的叩击音则手法正确)。叩击力量应适中,以患者不感到疼痛为宜。嘱患者边叩击边咳嗽。

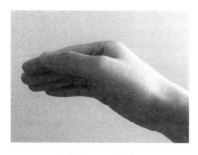
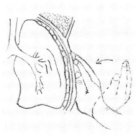

图1-2　空心掌　　　　　图1-3　利用手腕力量

(2)叩击时间:在雾化后进行叩击效果更佳,避免在血压、呼吸、脉搏等指标不稳定时或进食前后进行叩击。

（3）禁止肺叩击的部位：脊柱、胸骨、切口上、胸腔引流管处、肾区、肝区、脾区、女性乳房；并且禁止直接在赤裸的皮肤上叩击。

4.患侧上肢功能锻炼

锻炼患侧上肢功能的目的是预防术侧胸壁肌肉粘连、肩关节强直、失用性萎缩。开胸手术破坏了正常的血管、神经、肌肉，故部分患者手术后会出现肩部僵硬、关节强直、失用性萎缩、上肢功能障碍等情况。因此，进行患侧上肢功能锻炼，尽快建立被手术破坏组织的侧支循环至关重要，其可以提高患者生活质量，最大限度地恢复生活自立能力。术后第一天开始做肩、臂的主动运动，如术侧手臂上举、爬墙及肩关节旋前旋后运动，使肩关节活动范围逐渐恢复至术前水平，以防止肩下垂。

（三）翻身

术后卧床期间，每2小时翻身一次，保持床单位清洁、干燥，防止压红、压破皮肤。

（四）导管护理

1.深静脉置管

深静脉置管（图1-4）在术中用于静脉补液及静脉麻醉，术后带入病房用于静脉输液。最常见的是右颈内静脉置管，偶尔也会在右锁骨下或腹股沟处进行深静脉置管。置管期间，避免牵拉，防止深静脉置管被拉出。敷贴翘起时，需要及时通知护士。

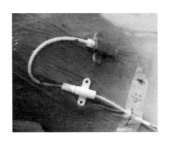

图1-4　颈内静脉置管

2.胸腔闭式引流管

胸腔闭式引流管(简称胸管)是胸腔镜术后最常见的留置管路。置管期间应保持导管固定、通畅,不要自行挤压、扭曲引流管;在床上活动时,避免牵拉,防止引流管扭曲移位或脱落。

(1)放置胸管的目的:引流胸膜腔内的气体和液体,加快肺复张;观察病情变化。

(2)胸管留置期间注意事项

①胸瓶应位于胸部以下60~100cm,不可倒转;胸瓶放置在地上时,需将胸瓶支架打开(图1-5),防止踢倒;万一胸瓶倾倒,应立即反折胸管,并告知医护人员。②如果要将胸瓶提起高于床沿,请告知护士来操作(需用钳子将管子夹住)。③妥善放置胸管,防止管子受压、打折、扭曲、牵拉。④站立时,胸腔引流瓶位置勿高于膝盖;若坐轮椅活动时,请将胸腔引流瓶置于两脚间固定,避免倾倒(图1-6)。

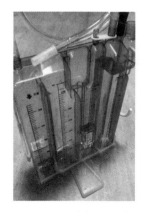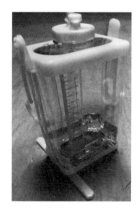

图1-5　胸瓶支架打开状态

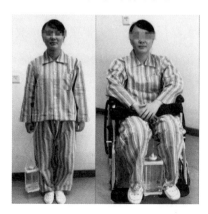

图1-6　胸瓶放置

（3）胸管漏气的观察：胸管置管期间注意观察胸管有无气泡溢出。漏气可分为3度：患者用力咳嗽、屏气时，引流管内有气泡排出为Ⅰ度；深呼吸、咳嗽时有气泡排出为Ⅱ度；平静呼吸时有气泡排出为Ⅲ度。Ⅰ～Ⅱ度漏气在2～5d后即可自愈；Ⅲ度漏气可逐渐转为Ⅱ度、Ⅰ度，一般5～7d后自愈；若有大的支气管瘘或残端瘘，会出现持续的Ⅲ度漏气及出血或感染征象,需另行处理。

(4)意外拔管

①当/若胸管不慎滑出胸腔时,嘱患者立即屏气,捏紧引流管口周围皮肤,防止空气进入胸膜腔,同时迅速呼叫医护人员。②胸管从接口处脱开时,应立即反折引流管,并捏紧(图1-7),防止空气进入胸膜腔,然后呼叫医护人员。为了预防意外拔管,临床上改善了固定导管的方法,目前常用的为粗胸管及艾贝尔导管的固定方法。

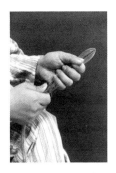

图1-7　胸管反折

(5)胸管拔管

①拔管指征:医生会根据引流液的量、性质、是否漏气及其他全身情况来决定拔管的时机,胸片显示肺复张后可拔管。②拔管时的配合:在拔管时,需要患者配合。医生会告诉患者深吸气后屏气,同时医生会在患者屏气时快速将管子拔出,之后就可以正常呼吸了。深吸气后屏气然后拔管是因为:正常胸腔为负压,在深吸气末,由于气体进入胸腔,使得胸腔内负压消失,胸腔内压力与大气压相等,此时拔管,可以防止气体从胸管置管口漏入胸腔,从而预

防气胸的发生。③拔管后注意事项:注意患者有无胸闷、呼吸困难、切口处漏气、渗液、出血、皮下气肿等情况。如有胸闷、气急等不适,及时呼叫医护人员。胸腔引流液如发现有异常出血、浑浊液、食物残渣或乳糜液排出,则提示胸腔内有活动性出血或乳糜胸,应及时通知医务人员。

各导管置管期间,均需要保持通畅、妥善固定,防止滑脱、移动、扭曲,防止因牵拉等意外因素而引起意外滑脱。如固定的敷贴、胶布有松脱,请及时通知医护人员进行更换。

胸管固定方式:粗胸管固定方式见图1-8、细胸管固定方式见图1-9。

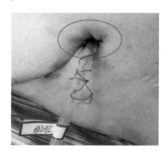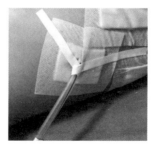

图1-8　粗胸管固定方式

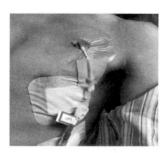

图1-9　细胸管固定方式

(五)饮食营养

术后6h不能进食进水。术后第一天(次日)可进食(食管手术患者除外)米汤、流质(各种汤类、牛奶、豆浆),宜少量多餐;可进食萝卜汤,以加快肠道通气。在肠道通气前避免吃甜食和牛奶、豆浆等产气食物。术后第二天进食半流质(如粥、面条、馄饨、菜泥肉泥、豆乳制品、藕粉、蛋羹等),术后第三天可进食米饭等普食。宜进食高蛋白(鱼、瘦肉、蛋等)、高热量、高维生素、易消化的食物,以保证营养,提高机体抵抗力,促进伤口愈合。同时,应注意多进食粗纤维食物,保持大便通畅。禁食期间注意口腔卫生,病情允许时可早晚刷牙,并使用漱口液漱口。注意:术后第一天是指手术日的次日,不是指手术当天。

(六)疼 痛

胸部切口创伤较大,加上胸管的刺激,切口疼痛感较为剧烈,特别是在咳嗽咳痰时。切口疼痛会导致切口周围组织水肿,从而对切口的愈合造成影响。此外,术后剧烈的疼痛会对患者心理产生不良影响,导致患者出现害怕、焦虑、抑郁等负面情绪,也会对术后恢复造成严重影响。对疼痛进行正确的评估,进而采取有效的疼痛管理措施,对改善疾病的预后具有重要意义。

1.数字评分法(NRS)

按照疼痛对应的数字,将疼痛程度分为以下几级:轻度疼痛(1~3分),有疼痛但可忍受,生活正常,睡眠无干扰。中度疼痛(4~6分),疼痛明显,不能忍受,要求服用镇痛药物,睡眠受干扰。

重度疼痛(7~10分),疼痛剧烈,不能忍受,需用镇痛药物,睡眠严重受干扰,可伴自主神经紊乱或被动体位。NRS适用于有一定文化程度、能良好沟通的患者(图1-10)。

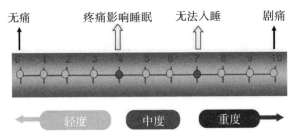

图1-10 疼痛的数字评分法

2.面部表情疼痛评分量表(脸谱法Wong-Baker)

面部表情疼痛评分量表(脸谱法Wong—Baker)用6种面部表情,从微笑、悲伤、甚至痛苦哭泣的脸谱来表达疼痛程度(图1-11)。疼痛评估时,要求患者选择一张最能表达其疼痛的脸谱。脸谱法适用于表达困难的患者以及存在语言或文化差异或其他交流障碍的患者,如儿童、老年、国外(语言不通)患者等。

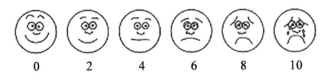

图1-11 面部表情疼痛评分量表

3.减轻疼痛的方法

保持病房干净、整洁,经常通风换气,保持病房内空气新鲜。为营造良好的休息与治疗氛围,可以通过看电视、听轻柔的音乐等方式来缓解紧张情绪,从而减轻术后疼痛感。

在患者感觉疼痛时,可在 PCA 给药按钮上按压一下,就会有一定额外剂量的止痛药快速进入体内。同时,可给予非甾体类抗炎药。

4.咳嗽、咳痰护理干预

术后患者通常因为咳嗽牵拉手术切口而出现剧烈疼痛,术后可通过包扎绷带来固定切口或咳嗽时用手按住伤口,从而减轻咳嗽而导致的牵拉疼痛。定时坐起拍背,咳嗽咳痰。

(七)患者自控镇痛

根据设定的流量,PCA 会自动持续给药 48h(图 1-12)。在患者感觉疼痛时,可在 PCA 自控给药按钮上按压一下,就会有一定额外剂量的止痛药快速进入体内。为了避免药物过量使用,PCA 内有安全保护机制,15min 内多次按压仅有一次有效。

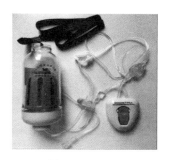

图 1-12　PCA

PCA 的不良反应有恶心呕吐、抑制肠蠕动、尿潴留等。恶心明显时,可暂时关闭 PCA,待恶心好转再开放 PCA。发生呕吐时,将患者头偏向一侧,防止误吸引起窒息。尿潴留是镇痛药物抑制神经系统的反射作用,干扰生理性排尿功能而引起的。如果患者不习惯在床上解小便,出现排尿困难等现象,可采取下腹部按摩、热敷、听流水声等措施,如效果不佳,则需留置导尿管。麻醉手术后的镇痛药物可导致患者胃肠蠕动减弱,胃排空延迟,使便意迟钝,从而导致腹胀、便秘。发生腹胀、便秘时,宜进食易消化的半流质饮食。

(八)预防跌倒、坠床

开胸手术患者较胸腔镜手术患者恢复慢,精神较胸腔镜手术者差,容易发生跌倒、坠床。一旦发生,可能导致骨折、颅脑损伤等,为了保障患者的安全,应注意以下几点。

(1)卧床时拉起床栏,离床及如厕时应有人陪护。

(2)裤子不要长过鞋面,穿防滑鞋,避免穿拖鞋。

(3)床尾摇手柄使用后及时收起,夜间离床前先开灯。

(4)学会使用床边及厕所内呼叫器,并将呼叫器放在随手易取之处。

(5)如有头晕、乏力等不适,请卧床休息。

(6)起身下床时(尤其夜间)遵守"三部曲",即平躺30s、坐起30s、站立30s,再行走。

(7)避免在潮湿的地面上走动。

(8)行走时若出现头晕、双眼发黑、下肢无力、步态不稳等,应立即原地坐(蹲)下或靠墙,呼叫他人帮助。

(9)使用轮椅时系好安全带,起身时先固定轮椅。

(10)使用助行器时步伐避免过大,不要使用带轮子的助行器。

(11)发生跌倒、坠床时,立即呼叫医护人员。

五、出院护理

(一)锻　炼

出院后半年内不从事重体力活动;出院至术后2个月,继续坚持进行患侧肩关节、肩胛骨、肘关节大幅度锻炼。鼓励生活自理,如用患侧上肢穿衣服、吃饭等。气胸痊愈后,1个月内避免剧烈的运动,避免抬举重物,避免屏气。

(二)复　查

定期复查,一般术后2周复查1次,以后每个月复查1次,以彻底康复,如出现胸闷、气短、胸痛等症状,应及时就诊。

气胸有再发可能,有慢性阻塞性肺疾病的患者应注意治疗原发病。

参考文献

[1] 程瑛卓.快速康复护理理念在心外科手术中的运用[J].健康前沿,2016,8:64.

[2] 王安素,李玉,张莉,等.胸腔镜肺叶切除患者快速康复的影响因素探讨[J].中国实用护理杂志,2016,32(13):965－969.

[3] 杨伟,车成日,白金权.胸腔内灌注药物治疗肺术后持续性漏气的临床比较分析[J].吉林医药学院学报,2016,37(5):341－343.

[4] 中国加速康复外科专家组.中国加速康复外科围术期管理专家共识(2016版)[J].中华消化外科杂志,2016,15(6):527－533.

（邵琴燕）

案例二 纵隔肿瘤围手术期护理

患者胡某,女,47岁,发现纵隔肿瘤2周余,胸部CT提示胸腺肿瘤。今为进一步治疗,门诊拟"胸腺肿瘤"收住入院,入院时无胸痛、眼睑下垂、四肢乏力、手足麻木等不适。

既往史:否认高血压、糖尿病、心脏病等病史,有子宫肌瘤切除术史。

个人史:无吸烟、饮酒史,无过敏史、家族遗传史。

患者完善术前各项检查及相关宣教,在全麻下行"单孔胸腔镜下纵隔肿瘤切除+前纵隔脂肪清扫+右肺中叶结节楔形切除+右肺下叶肺大疱切除术",全麻清醒后转回胸外科。患者神志清,带回上下胸管、深静脉置管、留置导尿、PCA各一根,右侧颈内静脉置管一根,置管深度为13cm,右侧上下胸管引流均通畅,上下胸管均接胸瓶,均置入胸腔13cm,水柱波动均存在,咳嗽时均无气泡排出,固定妥善,上下胸管均引流出血性液体。医嘱予以Ⅰ级护理、禁食、鼻导管吸氧3L/min、心电监护、血氧饱和度监测,并予以抗炎、止血、补液等对症治疗,PCA 2mL/h维持,帕瑞昔布钠注射液静脉滴注联合止痛治疗,患者无恶心、头晕,留置导尿通畅,尿色清,心电监护示心律齐。压疮评分为17分,存在高危压疮风险,加强翻身;Barthel评分为25分,为重度依赖;静脉血栓栓塞(VTE)评分为3分,为中风险。通知医生,协助做好生活护理,鼓励其多做踝泵运动、穿弹力袜,预防深静脉血栓的发生。术中冰冻病理报告示:(前纵隔多发占位)良性囊性病变,合并胸腺组织增生。术后诊断:前纵隔肿瘤;右肺中叶良性结节;右肺大疱;左肺结节。术后第一天,患者咳嗽时右上胸管接胸瓶内即偶有气泡逸出,右下胸瓶内无明显气泡逸出;术后第二天,患者咳嗽时右上胸瓶内未见气泡逸出;术后第三天开始,予以肝素注射液,预防深静脉血栓治疗。术后直至出院,患者生命体征平稳,均维持在正常范围内。

一、定 义

纵隔实际上是一间隙,前为胸骨,后为胸椎(包括两侧脊柱旁肋脊区),两侧为纵隔胸膜,上连颈部,下止于膈肌。纵隔内有心脏、大血管、食管、气管、神经、胸腺、胸导管、丰富的淋巴组织和结缔组织。以胸骨角与第4胸椎下缘的水平连线为界,纵隔可分成上、下两部。近年来,将含有很多重要器官的纵隔间隙,称为"内脏器官纵隔"(以往称为中纵隔);在气管、心包前面的间隙称为前纵隔;在气管、心包后方的(包括食管和脊柱旁纵隔)间隙称为后纵隔。临床上常同时采用这两种划区来综合确定病变部位。

纵隔肿瘤是临床上胸部常见疾病,包括原发性肿瘤和转移性肿瘤。原发性纵隔肿瘤包括位于纵隔内各种组织结构所产生的肿瘤和囊肿,但不包括食管、气管、支气管和心脏的良、恶性肿瘤。纵隔转移性肿瘤较为常见,多数为淋巴结转移,纵隔淋巴结转移病变多见于原发性肺部恶性肿瘤,如支气管癌。肺部以外者则以原发于食管、乳房和腹部的恶性肿瘤最为常见。

二、常见的纵隔肿瘤

1. 神经源性肿瘤

神经源性肿瘤多起源于交感神经,少数起源于外围神经。这类肿瘤多位于后纵隔脊柱旁肋脊区内。以单侧多见。一般无明显症状,肿瘤增大压迫神经干或发生恶变侵袭时可发生疼痛。

2. 畸胎瘤与皮样囊肿

多位于前纵隔,接近心底部的心脏大血管前方。虽然根据胚层来源可分为表皮样囊肿、皮样囊肿和畸胎瘤(含外、中、内三种胚层组织)三种类型,但其发生学相同。

3. 胸腺瘤

胸腺瘤多位于前上纵隔,可分为上皮细胞型、淋巴细胞型和混合型三类。肿瘤呈椭圆形阴影或分叶状,边缘界限清楚。多为良性,包膜完整。但临床上常视为有潜在恶变可能,其易浸润附近组织器官。约15%患者合并重症肌无力。

4.纵隔囊肿

纵隔囊肿较常见的有支气管囊肿、食管囊肿(或称胃肠囊肿、前肠囊肿或肠源性囊肿)和心包囊肿,均为胚胎发育过程中部分胚细胞异位引起。以上三种常见囊肿均属良性。

5.胸内异位组织肿瘤和淋巴源性肿瘤

胸内异位组织肿瘤有胸骨后甲状腺肿、甲状旁腺癌等;淋巴源性肿瘤多系恶性,如淋巴肉瘤、霍奇金淋巴瘤等。肿块常呈双侧性且不规则。淋巴源性肿瘤不宜手术,多采用放射治疗或化学药物治疗。

6.其他肿瘤

其他肿瘤包括血管源性、脂肪组织性、结缔组织性、来自肌组织等间叶组织肿瘤,均较为少见。

三、临床表现

一般而言,纵隔肿瘤阳性体征不多。其症状与肿瘤大小、部位、生长方向和速度、质地、性质等有关。由于良性肿瘤生长缓慢,向胸腔方向生长,可生长到相当的程度尚无症状或症状很轻微。相反,恶性肿瘤侵袭程度高,进展迅速,故肿瘤较小时已经出现症状。

常见症状有胸痛、胸闷,刺激或压迫呼吸系统、神经系统、大血管、食管的症状。此外,还可出现一些与肿瘤性质相关的特异性症状。

1. 呼吸道症状

胸闷、胸痛一般发生于胸骨后或患侧胸部。大多数恶性肿瘤侵入骨骼或神经时,患者疼痛剧烈。咳嗽常为气管或肺组织受压所致,咯血较少见。

2. 神经系统症状

肿瘤压迫或侵犯神经,可引起各种神经系统的症状。如肿瘤侵犯膈神经可引起呃逆、膈肌运动麻痹;如肿瘤侵犯喉返神经,可引起声音嘶哑;如肿瘤侵犯交感神经,可产生霍纳综合征;如肿瘤侵犯肋间神经,可有胸痛或感觉异常;如肿瘤压迫脊神经,可引起肢体瘫痪。

霍纳综合征是指交感神经中枢至眼部的通路受到压迫和破坏,引起瞳孔缩小、眼球内陷、上睑下垂及患侧面部无汗的一种综合征。

3. 感染症状

囊肿破溃或肿瘤感染影响到支气管或肺组织时,可出现一系列感染症状。

4. 压迫症状

上腔静脉受压常见于上纵隔肿瘤,多为恶性胸腺瘤及淋巴性恶性肿瘤。食管、气管受压可出现气急或下咽梗阻等症状。

5. 特殊情况

畸胎瘤破入支气管,患者可咳出皮脂物和毛发。支气管囊肿破裂与支气管相通,可表现为支气管胸膜瘘症状。极少数胸内甲状腺肿瘤患者有甲状腺功能亢进症状。胸腺瘤患者有时伴有重症肌无力。

四、处理原则

除恶性淋巴源性肿瘤适合放射治疗外,绝大多数原发性纵隔肿瘤只要无其他禁忌证,均应采取外科手术治疗。即使是毫无症状的良性肿瘤或囊肿,也会随着体积逐渐增大而压迫毗邻器官,甚至出现恶性变或继发感染,因而均以采取外科手术为宜。若恶性纵隔肿瘤已侵入邻近器官无法切除或已有远处转移,则禁忌手术,可根据病理性质给予放射治疗或化学药物治疗。

五、术前护理

(一)心理护理

纵隔肿瘤切除术患者会因对治疗知识缺乏而出现焦虑以及恐惧的情况,治疗信心受影响。护理人员可积极与患者交流,了解患者的想法以及不适感,有针对性地给予纵隔肿瘤切除术患者心理护理。同时,为患者讲解手术治疗的具体措施以及安全性,尽量缓解患者的不良情绪,帮助患者建立治疗的信心。

(二)术前准备

1.术前宣教

向患者说明戒烟、戒酒的必要性,术前进行呼吸功能训练和有效咳嗽、咳痰训练,增加肺活量,预防术后肺不张或肺部感染;术前加强营养,增强体质。

2.完善检查

完善各项实验室检查;进行CT检查,确定病变部位;肺功能检查;血气分析测定。对有合并症者给予对症治疗,改善患者全身营养状况。

3.术前晚上和术晨准备

嘱患者术前一晚进半流质食物;术前12h禁食;术前6h禁水。失眠患者遵医嘱给予镇静剂。术晨,监测患者生命体征,留置导尿管;术前30min,患者遵医嘱应用抗生素。备好艾贝尔导管、胸腔闭式引流装置等。

(三)术前评估

术前评估的目的是确定患者能否耐受手术和麻醉,了解患者病史、体格检查、实验室检查与特殊检查的结果,对患者各器官功能进行全面评估,重点评估呼吸和循环系统功能。

(四)术前教会患者功能锻炼方法

术前教会患者腹式深呼吸、有效咳嗽咳痰和踝泵运动的方法。腹式深呼吸和有效咳嗽咳痰可以改善患者的肺功能,增加呼吸肌力量,有利于术后排痰,促进肺扩张,缩短胸管留置时间,减少术后并发症。踝泵运动可以促进下肢血液循环和淋巴回流,从而预防深静脉血栓。

1.腹式深呼吸

腹式深呼吸是指吸气时让腹部凸起,吐气时腹部凹入的呼吸方法。初学者取坐位,双脚着地,身体稍前倾,也可取半卧位,两膝轻轻弯曲使腹肌松弛。手放在腹部,以感觉腹部隆起的程度。用鼻子缓慢吸气时,腹部鼓起,使放在腹部的手有向上抬起的感觉。呼气时,缩唇慢呼气,腹部凹陷,放在腹部的手有下降感。呼与吸时间之比为(2~3):1,呼吸频率为8~10次/min,每次锻炼3~5min,每天锻炼3~4次。

2.有效咳嗽咳痰

进行数次深而缓慢的腹式呼吸后,深吸一口气后屏气3~5s,身体前倾,进行2~3次短促有力咳嗽,张口咳出痰液。咳嗽时收缩腹肌,或用自己的手按压上腹部,帮助咳嗽。

3.踝泵运动

适合老年体弱或无力的患者:取自觉舒适角度,即以踝泵运动时,每一个动作都不觉得费力为准。踝关节跖屈约30°,背屈约20°,跖屈10s后再背屈10s,再做踝关节环绕动作10s,连续练习5~10min,如此为一组。平卧静息30min后,可继续以上运动,每天坚持做5组或以上。

适合普通患者:即踝泵训练时,尽最大力量完成每一个动作。踝关节跖屈40°~50°,背屈20°~30°,跖屈10s后再背屈10s,再做踝关节环绕动作 10s,连续练习 10min,如此为一组。平卧静息 30min 后,可继续以上运动,每天坚持做 5 组或以上。

六、术后护理

(一)体　位

回病房后取低半卧位(床头摇高 30°～45°),以利于呼吸和引流。6h 后,可摇高床头,坐起。白天尽量要摇高床头,坐着休息,避免长时间平卧,预防肺部感染等并发症。

(二)监测各项体征

术后需使用心电监护,定期测量患者的体温,观察患者的心律、心率、血压、血氧饱和度等情况;还需严格控制患者的液体出入量,尽量避免因输液过快等而造成静脉血栓。

(三)吸氧护理

密切观察患者的呼吸频率、幅度、节律,观察是否出现呼吸困难、发绀等状况。若出现上述状况,需及时予以吸氧处理,氧浓度控制在 30%～40%,并根据患者的血气分析结果调整吸氧的时间及浓度。

(四)术后早期功能锻炼

1. 握　拳

双手用力握拳 3～5s,双手张开,放松 2～3s,如此 8～10 次为 1 组,3～4 组/d。

2. 直腿抬高

下肢伸直,抬起来床面约呈45°,保持3~5s后放下来,如此8~10次为1组,3~4组/d。

3. 下床活动

术后血压、呼吸、脉搏等平稳,病情无特殊变化时,患者可在手术次日下床活动。可先进行床边站立及踏步训练,由家属协助患者坐在床边,然后缓慢扶起站立,进行原地踏步训练。训练时应循序渐进、量力而行。下床活动期间,应妥善保护引流管,避免引流管脱出。起身下床时,遵守"三部曲":即平躺30s,坐起30s,站立30s后再行走。在下床活动时,要注意保暖,避免着凉,防止发生肺部并发症。活动过程中,若出现胸闷、气促、头晕、心动过速、心悸、出汗、脸色苍白等情况时,应立即停止活动。

(五)咳痰护理

术后分泌物增多,容易造成痰液淤积。因此,护理人员需要告知患者采取舒适体位,以便痰液咳出。适当时给予拍背,帮助患者排痰,避免患者痰液无法排出而造成窒息,必要时采用挤压震颤胸部排痰方法或者鼻导管或纤支镜吸痰方法进行吸痰处理。

1. 叩肺方法

患者取坐位,单层衣服(或单层薄布)覆盖于胸背部,家属将手固定成背隆掌空状态,即手背隆起,手掌中空,手指弯曲,拇指紧靠食指(图2-1)。

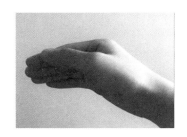

图2-1　空心掌

利用手腕力量从肺底有节奏地自下而上、由外而内,迅速而有节奏地叩击背部。每个肺叶叩击1～3min,每分钟叩击120～180次(叩击时发出一种空而深的拍击音则手法正确)。叩击力量应适中,以患者不感到疼痛为宜,边叩击,边咳嗽。

2.肺叩击时间

在雾化后叩击效果更佳,避免在血压、呼吸、脉搏等指标不稳定时或进食前后进行肺叩击。

3.禁止肺叩击的部位

禁止在脊柱、胸骨、切口上和胸腔引流管处,肾区、肝区、脾区、女性乳房处叩击,并避免直接在赤裸的皮肤上叩击。

(六)导管护理

主要为深静脉导管及胸腔引流管的护理。

1.深静脉导管

深静脉置管在术中用于静脉补液及静脉麻醉使用,术后带入病房用于静脉输液。最常见的是右侧颈内深静脉置管,其次为右侧锁骨下或腹股沟处深静脉置管。置管期间避免牵拉,防止拉出,敷贴通常一周更换一次,我们在更换后可以用记号笔在敷贴上写上周几更换的,方便查看,但敷贴翘起时需要及时通知护士及时更换。为了更好地固定导管,临床上常用3M胶布加以固定(图2-2)。

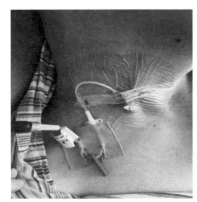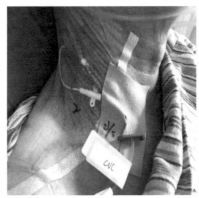

图2-2　深静脉导管固定方法

2.胸腔闭式引流管

临床进行胸腔镜术后通常会在患者体内放置胸腔闭式引流管,目的是引流胸膜腔内积气、积液;重建胸膜腔负压,促进肺复张。目前,临床上常用的胸腔闭式引流装置有单胸瓶、三胸瓶、引流袋三种(图2-3)。

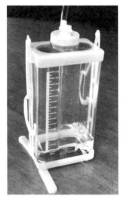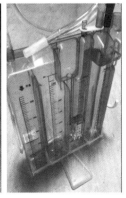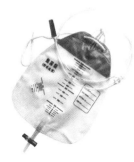

图 2-3　引流装置

（1）护理要点

①患者在使用胸腔闭式引流管时,应保持管道密闭。在使用之前,应检查引流瓶是否有破损、引流管连接处是否有脱落等情况,确保水封瓶的长管没入水下 3～4cm 并保持直立状态。②严格遵守无菌操作技术,保持引流装置的无菌和胸壁引流口处敷料的清洁、干燥,当发现切口部位出现渗液时,及时告知其主治医师,并采取相应处理措施。胸腔引流瓶的液面应该低于引流管口出口平面 60～100cm,防止瓶内液体逆流进入胸膜腔。③在护理过程中,应该注意保持患者引流管通畅,观察水封瓶中的长管水柱波动的情况,正常情况下波动范围为 4～6cm,如果波动不明显,可以让患者深呼吸或咳嗽后再观察。若出现引流不畅,可以通过挤压引流管(图 2-4)或使用负压抽吸引流瓶中的短玻璃管,促其通畅。④护理人员定期观察引流液的量、颜色和性质。引流液早期的颜色通

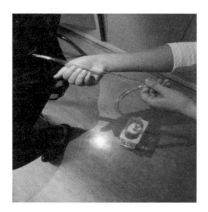

图 2-4　胸管挤压手法

常是鲜红色,然后变成浅红色,最后会逐渐转变为黄色或者浅黄色。⑤患者在住院离床活动或进行特殊检查时,护理人员要保证引流管的安全和通畅。使用卵圆钳将引流管双向夹闭,避免空气进入导致不良后果;在打开卵圆钳时,先将引流瓶放置于低于患者胸壁引流口平面的位置。在整个活动过程中,护理人员要妥善固定引流管,防止引流管从胸腔滑脱,必要时建议使用平车搬运患者做特殊检查。⑥站立时,胸腔引流瓶位置勿高于膝盖。若坐轮椅活动,请将胸腔引流瓶置于两脚间固定,避免倾倒(图2-5)。

(2)胸管拔管

①医生会根据引流液的量、性状、是否漏气及其他全身情况来决定拔管的时机,胸片显示肺复张后可拔管。②拔管时需要患者配合。医生会告诉患者深吸气后屏气,同时医生会在患者屏气时

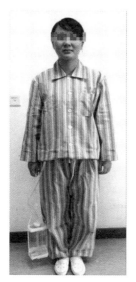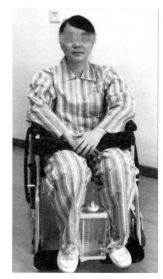

图 2-5　胸瓶放置位置

快速将管子拔出,之后会提醒患者可以正常呼吸了。正常胸腔为负压,在深吸气末,由于气体进入胸腔,使得胸腔内负压消失,胸腔内压力与大气压相等,此时拔管,可以防止气体从胸管置管口漏入胸腔,从而预防气胸的发生。③拔管后注意有无胸闷、呼吸困难、切口处漏气、渗液、出血、皮下气肿等情况。如有胸闷、气急等不适,及时呼叫医护人员。

(3)常见问题:单纯的纵隔肿瘤切除术后一般不会发生肺漏气现象,但如果纵隔肿瘤有侵犯到肺组织,术中会切除一部分肺组织,那术后可能会出现肺漏气现象。

观察引流管气体排出情况,漏气可分为3度:患者用力咳嗽、屏气时,引流管内有气泡排出,为Ⅰ度;深呼吸、咳嗽时有气泡排出,为Ⅱ度;平静呼吸时有气泡排出,为Ⅲ度。Ⅰ~Ⅱ度漏气在2~5d后即可自愈;Ⅲ度可逐渐转为Ⅱ度、Ⅰ度,于5~7d后自愈;若有大的支气管瘘或残端瘘,会出现持续的Ⅲ度漏气及出血或感染征象,需另行处理。

观察异常水柱波动:水柱与水平面静止不动,提示水柱上的管腔有漏气,使之与大气相通或管道打折、受压;水柱在水平面上静止不动,多提示肺已复张,胸腔内负压建立;水柱在水平面下静止不动,提示胸腔内正压,有气胸;水柱波动过大,超过6~10cmH$_2$O,提示肺不张或残腔大;深呼吸或咳嗽时水封瓶内出现气泡,提示有气胸或残腔内积气多。

意外拔管:①若胸管不慎滑出胸腔,患者应立即屏气,捏紧引流管口周围皮肤,防止空气进入胸膜腔,同时迅速呼叫医护人员。②若胸管从接口处脱开,应立即反折引流管,并捏紧(图2-6),防止空气进入胸腔,然后呼叫医护人员。为了预防意外拔管,临床上改善了固定导管的方法。图2-7所示为目前常用的粗胸管及艾贝尔导管的固定方法,并且我们会在切口入口处的粗胸管上用记号笔留下标识(图2-7箭头所指处),以便及时发现胸管滑脱情况。

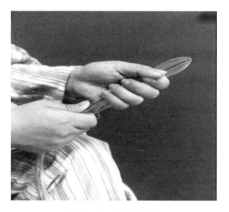

图2-6　胸管反折

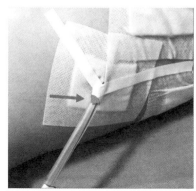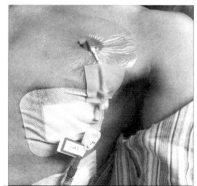

图2-7　粗胸管及艾贝尔导管的固定方法

(七)疼痛护理

术后患者会出现不同程度的疼痛。对于可耐受的疼痛,可通过冷敷、按摩、言语暗示、转移注意力等方式,缓解患者的疼痛;对于不可耐受的疼痛,可根据医嘱给予PCA(图2-8)或者给予药物镇痛,以缓解患者的痛苦。

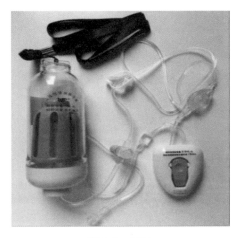

图2-8　PCA

　　根据设定的流量会自动持续给药48h。在患者感觉疼痛时,可在给药按钮上按压一下,就会有一定额外剂量的止痛药快速进入体内。为了避免药物过量使用,PCA有一个安全保护机制,15min内多次按压仅有1次有效。

　　PCA的不良反应有恶心呕吐、抑制肠蠕动、尿潴留等。恶心明显时,可暂时关闭PCA,待恶心好转后再开放PCA。发生呕吐时,将患者头偏向一侧,防止误吸引起窒息。尿潴留是镇痛药物抑制了神经系统的反射作用,干扰生理性排尿功能而引起的。如果患者不习惯在床上解小便,出现排尿困难等现象,可采取下腹部按摩、热敷、听流水声等措施,如效果不佳,则需留置导尿管。麻醉手术后镇痛药物导致患者胃肠蠕动减弱,胃排空延迟,便意迟钝,患者易产生腹胀、便秘。发生腹胀、便秘时,宜进食易消化的半流质饮食。

(八)并发症的观察及护理

纵隔肿瘤术后也会出现一些并发症,如复张性肺水肿、重症肌无力危象、出血、心功能不全、肺部感染、上腔静脉综合征等,如发现异常,应及时向医生汇报并做相应处理。

1.复张性肺水肿

纵隔巨大肿瘤会直接压迫患侧肺组织,由于患侧肺长期受压,导致肺组织缺氧,毛细血管壁因缺血而受损;在肿瘤切除肺复张后,肺血管会发生再灌注损伤,同时由于毛细血管通透性增加,使体液极易渗出到肺组织间隙,引起急性肺水肿,如抢救不及时,极易引起死亡。复张性肺水肿常发生于术后4~72h。

护理要点:一旦发生复张性肺水肿,应立即通知医生并配合抢救。①保持呼吸道通畅,正确及时清理呼吸道分泌物,给予有效的氧疗和正压通气,必要时,及时给予气管插管或气管切开呼吸机辅助呼吸,保持血氧饱和度持续在95%以上。②遵医嘱及时正确使用强心、利尿、扩血管药物,酌情使用激素类药物。③纠正低氧血症和低血容量,提高血浆胶体渗透压。

2.重症肌无力危象

15%~25%的胸腺瘤患者合并重症肌无力危象,而重症肌无力危象患者30%~50%有胸腺瘤。重症肌无力危象主要表现为呼吸困难、烦躁不安、发绀,气管内分泌物增多而无力排出致严重低氧,重者可引起急性呼吸衰竭。

护理要点:①慎用镇静、镇痛药物。②遵医嘱正确使用抗胆碱酯酶类药物,慎用肾上腺皮质激素类药物,带气管插管时可经胃管给予吡啶斯地明60mg,每6~8h一次,对心率慢、分泌物多者适当使用阿托品。③保证呼吸道通畅,及时有效地吸痰,严格执行无菌操作原则,予以痰细菌培养加药敏试验,根据药敏结果选用合适的抗生素。④对机械辅助通气超过3d的患者可考虑及早行气管切开,防止喉头水肿,同时也便于呼吸道吸痰。⑤做好患者的心理护理和基础护理,增强其早日康复的信心,尽早行肠内营养,补充必要的营养素,同时适时补充血浆和人血白蛋白。

3.肺部感染

肺部感染的发生与肺、支气管内分泌物积聚、术后机体抵抗力低下有关。

护理要点:一旦确诊为肺部感染,应根据痰细菌培养结果选用敏感抗生素,必要时可用抗生素结合祛痰药物进行气管内雾化吸入,以利于排痰,必要时采取气管镜吸痰、气管切开等手段。

4.出　血

纵隔巨大肿瘤病变复杂,肿瘤巨大,手术切除难度较大,解剖创面广泛,易出现渗血、再出血,甚至休克。

护理要点:①术后严密观察患者的生命体征,尤其注意心率、血压的变化,必要时行有创血压动态监测,记录液体出入量,纠正低血容量,维持血压在90/60mmHg以上,中心静脉压在10~12cmH$_2$O。②保持胸腔闭式引流管有效引流,密切观察并详细记录引流液的颜色、量、性质,如胸腔闭式引流量>100mL/h,且颜色鲜红,则提示有出血的可能,应及时向医生报告并处理。

5.心功能不全

纵隔巨大肿瘤会长期压迫心脏大血管,切除肿瘤后,由于心脏突然解除外在压迫以及神经内分泌系统(常见于胸腺瘤)的功能失衡,极易诱发心脏停搏或心功能衰竭。

护理要点:①纠正低氧血症。术后常规给氧,5~6L/min,重视 SaO_2 的监测,必要时行动脉血气分析,以早期发现低氧血症和 CO_2 蓄积;指导患者深呼吸和有效咳嗽咳痰,根据医嘱及时使用化痰药;保持胸腔引流管通畅,排除胸腔积液、肺不张引起的低氧血症,必要时使用呼吸机辅助呼吸。②注意补液速度和纠正电解质紊乱。术后依据血流动力学监测结果,严格控制体液平衡,保持体内处于相对"干燥"的状态,遵医嘱应用强心剂、利尿剂,补液总量一般控制在1500~2000mL/d,可用输液泵控制速度在150~180mL/h,24h均衡输入。对于血钾低者,应及时补钾,如补钾效果不佳,应及时补镁,尽量少输库存血,尤其是大量输血者,应防止引起高钾血症,每天或隔天查电解质、肾功能,及时纠正电解质紊乱。③疼痛护理。根据患者疼痛程度予以镇痛药,可使用镇痛泵持续镇痛,也可口服曲马多100mg,3次/d,疼痛明显者可肌内注射吗啡10mg,6h 1次。

6.上腔静脉综合征

肿瘤压迫引起的上腔静脉综合征,术后均可消除或缓解。

护理要点:①患者麻醉清醒后取半卧位,抬高床头30°~45°,有利于上腔静脉回流,防止血栓形成,也可使膈肌下降,增加肺通气量。②观察尿量和头颈、双上肢水肿情况。控制补液总量及输液速度,适当使用白蛋白和利尿剂。宜以下肢静脉穿刺输液为主,以免加重上腔静脉回流障碍。③监测中心静脉压和动脉压,根据中心静脉压调整输液、输血的速率。

七、出院后健康指导

告知患者多食用高纤维素、高蛋白质、富含营养的食物的重要性,指导患者保证充足的睡眠,避免劳累,并定期进行检查,注意每日保证充分休息与活动。若有伤口疼痛、剧烈咳嗽及咯血等症状或有进行性倦怠情形,应返院复诊。

参考文献

[1] 谌艳,吴俞萱,江伟,等.踝泵运动对下肢静脉血流动力学影响的研究[J].创伤外科杂志,2020,22(1):52—56.

[2] 刘秀峰.电视胸腔镜下纵隔肿瘤切除术围手术期护理方法及效果探讨[J].中国卫生标准管理,2016,22:201—202.

[3] 任占良,张卫锋,任小朋,等.单孔胸腔镜纵隔肿瘤切除术的临床疗效及安全性[J].中国医师杂志,2019,21(11):1717—1719.

[4] 孙巧凤,郭晓丽.全麻胸腔镜术后胸腔闭式引流管的护理措施及效果[J].中国医药指南,2020,18(3):341-342.

[5] 吴燕,蒋亚琴.快速康复外科护理理念在胸腔镜下纵隔肿瘤切除术患者中的应用[J].护理实践与研究,2017,14(11):44-46.

（鲍梦婷）

案例三 — 嗜铬细胞瘤切除术围手术期护理

患者陈某,女,63岁,体检发现右侧肾上腺占位2周余。肾动脉CT成像提示:右侧肾上腺占位,嗜铬细胞瘤,伴肾静脉受压。为进一步治疗,门诊拟"右肾上腺肿物,高血压,心功能不全"收住入院。入院时,患者神志清,情绪稳定,呼吸平稳,体力活动后感胸闷、气促。

既往史:原发性高血压史,自行口服苯磺酸左旋氨氯地平;脑梗死病史,未遗留后遗症,长期口服阿司匹林。否认肾病、心脏病、肺及支气管病、肝病及其他心血管、内分泌系统等重要脏器重要疾病史,否认肝炎、结核、疟疾等传染病史。

个人史:出生于浙江省宁波市,原籍生长,否认牧区、矿山、高氟区、低碘区居住史,否认吸烟、饮酒史,否认吸毒史,否认药物依赖及成瘾史,否认冶游史。

患者入院后完善各项检查,服用药物,血压控制平稳,于10d后全麻下行"腹腔镜右肾上腺病损切除术",术中挤压肿块血压最高至250/113mmHg,肿瘤切除后患者血压下降,予以去甲肾上腺素

维持,转入 ICU。患者血压平稳后,转回泌尿外科继续治疗。患者
术后恢复可,术后第5天出院。

一、定　义

嗜铬细胞瘤(pheochromocytoma,PHEO)起源于肾上腺髓质、
交感神经节或其他部位的嗜铬组织,肿瘤持续或间断地释放大量
儿茶酚胺,引起持续性或阵发性高血压和多个器官功能及代谢紊
乱。临床症状以头痛、心悸、出汗三联症和高血压、高代谢、高血糖
"三高"为特征。本病宜尽早诊治,病程越长,高血压越可能发展至
不可逆性。手术成功的关键在于严密、恰当地进行术前、术中及术
后处理。

二、手术方式与麻醉方式

嗜铬细胞瘤切除术有三种手术方式,分别为腹腔镜手术、经腹
或经腰部开放手术和机器人手术。腹腔镜手术是肾上腺嗜铬细胞
瘤首选的手术方式,适用于肿瘤直径<6cm的患者,术后恢复快。
经腹或经腰部开放手术适用于肿瘤较大,怀疑恶性、肾上腺外副神
经节瘤(paraganglioma,PGL)、多发需探查者。

麻醉方式为全身静脉麻醉。

三、手术前护理 》》

（一）体格检查

患者入院后需进行系统检查，常规术前检查包括血常规、尿常规、粪常规、肝肾功能、血电解质、血糖、凝血功能、心电图和胸部 X 射线等。了解患者一般情况，为患者做好手术前准备。

（二）心理调适

由于肿瘤大量分泌儿茶酚胺，交感神经兴奋性增加，患者常出现心悸、胸闷、头痛、多汗等症状，情绪一直处于高度紧张状态。同时，手术风险大，术前准备时间长，加重了患者的心理负担。因此，护理人员应加强巡视，主动与患者沟通交流，做好入院宣教，恰当地运用医学知识，耐心细致地解答患者及其家属提出的问题。护理人员还应讲解疾病相关知识，告知手术的重要性、手术方法、术后注意事项及可能出现的并发症，以稳定患者情绪，并为患者提供安静、整洁、舒适的住院环境，保证患者休息。对嗜铬细胞瘤患者实施舒适性护理措施可有效降低不良心血管事件的发生风险。

（三）饮　食

肾上腺嗜铬细胞瘤患者易出现基础代谢率升高，糖代谢、脂肪代谢及电解质紊乱，应指导患者多饮水，进食低盐、低脂、低糖、易消化、高维生素、高钾、高蛋白、高钙饮食；对合并糖尿病者，应给予糖尿病饮食。手术准备期间，推荐在使用α肾上腺能受体阻滞剂的第2~3天开始高钠饮食(＞5000mg/d),以减轻体位性低血压,恢复血管内血容量,但充血性心力衰竭或肾功能不全者慎用。欧洲临床营养与代谢学会建议,患者每千克体重摄入1.2g/d蛋白质,有利于改善高代谢状态、恢复血管内容量。肿瘤切除术前,忌烟酒、辛辣等刺激性食物,对腹泻者给予少渣半流质饮食,避免食用在消化过程中可产生大量酪胺的食物,如巧克力、酒、熏肉、酸奶、花生、豆类、李子、菠萝、香蕉、茄子等。术前晚8点开始禁食,晚10点开始禁饮。

(四)胃肠道准备

此类手术一般无须特殊的肠道准备。可在术晨排空肠道。

(五)睡　眠

术前晚保证充足的睡眠,必要时遵医嘱使用助眠药物。

(六)床上大小便训练

术前1d,嘱患者使用男士尿壶或女士尿壶在床上行排便训练,为术后排便做好准备。

(七)术前专科准备

嗜铬细胞瘤具有血容量低、血压高的特点,且儿茶酚胺对心肌具有毒性作用。因此,控制血压、控制心率、纠正心律失常、补充血容量,是术前准备的重要环节。术前准备是否充分影响手术转归,所以术前专科准备具有重要意义。

1. 控制血压

控制血压可使用α受体阻滞剂。目前常用的α肾上腺素受体阻滞剂有酚苄明、乌拉地尔、哌唑嗪、酚妥拉明和甲磺酸多沙唑嗪。

(1)酚苄明是一种起效缓慢、作用时间长的口服药。主要不良反应是体位性低血压,应告知患者起床、站立等体位变化时,动作不应过猛,以保证术前准备过程中不发生意外。同时,酚苄明易致心率加快,常需联用普萘洛尔减慢心率、抗心律失常。

(2)乌拉地尔具有双重降压作用,降压作用温和,一般无心动过速现象。高血压危象发作时,可静脉注射乌拉地尔12.5~25mg,观察血压变化,如有必要,5~10min后可重复注射12.5~25mg。

(3)哌唑嗪为选择性突触后 α_1 受体阻滞剂,不影响 α_2 受体。因其体位性低血压症状明显,所以卧床时应谨慎使用。

(4)酚妥拉明起效快,持续时间短(5~10min),多用于高血压危象的治疗。

(5)甲磺酸多沙唑嗪为一种长效的选择性 α_1 肾上腺素受体阻断剂,不影响心率和心搏出量,扩张血管时不易引起反应性心动过速。最适宜用于血压＜180/140mmHg,且以分泌去甲肾上腺素为主的嗜铬细胞瘤患者。

护理人员应告知患者避免突然的体位变化、取重物、咳嗽、便秘等因素而导致腹内压增高,并告知肿瘤生长的体表位置,避免挤压瘤体;告知患者精神紧张、情绪不稳定等因素均会增加诱发高血压的风险,而控制好血压是手术成功的保证。

2. 控制心率、纠正心律失常

对于心率＞140次/min,曾有心律不齐、持久性窦性期外收缩,使用α受体阻滞剂后出现心率加快或心律不齐等情况的患者,需加用β受体阻断剂。

目前常用的β肾上腺素受体阻断剂有普萘洛尔、阿替洛尔、艾司洛尔、拉贝洛尔。

(1)普萘洛尔在临床上用于治疗心律失常、心绞痛和高血压等疾病,具有可靠的阻滞β受体的效果。但其选择性不强,对β_1和β_2受体具有相同强度的阻滞作用,可导致支气管收缩。因此,哮喘患者禁用。

(2)阿替洛尔为特异性β_1受体阻滞剂,对周围受体的作用很小,减慢心率的作用十分明显。

(3)艾司洛尔选择性作用于β_1受体,该药的最大优点是对心脏功能的影响极小,已成为目前临床上用于治疗室上性心动过速、心绞痛及高血压危象等的最常用的药物之一。

(4)拉贝洛尔为α和β受体阻滞药,主要是β受体阻滞作用。拉贝洛尔由于α_1受体阻滞不足,所以一般不作为术前首选药物。若有些患者临床上既有高血压的表现,也有心动过速等心律失常表现,则可选用此药口服或缓慢静脉注射,静注剂量为5~25mg,从小剂量开始,哮喘患者禁用。

一些患者在低血容量、高儿茶酚胺的刺激下,发生高肾素血症,导致血管紧张素Ⅰ生成增加,对α受体阻滞剂反应不佳,可联合其他治疗药物,如钙通道阻滞剂、血管紧张素转换酶抑制剂、血管扩张剂(硝普钠)、儿茶酚胺合成抑制剂(甲基对位酪氨酸)等。

3. 补充血容量

嗜铬细胞瘤患者在儿茶酚胺的作用下,外周血管强烈收缩,血容量绝对不足,处于低血容量状态。瘤体切除后,肾上腺素及去甲肾上腺素剧烈减少,血管床开放,容易造成难以纠正的低血压和重要器官灌注不足,故嗜铬细胞瘤患者术前在应用扩血管降压的同时应充分扩容以补充血容量,使之扩充至生理状态,以减轻术中血压波动,使术后血压快速恢复并稳定。扩容方法是术前3d每天给予2000mL晶体液,术前1d加输500mL胶体液。注意扩容应在血压平稳的状态下进行,如果患者血压偏高,往往无法达到扩容的效果。

4. 术前准备充分的标准

术前控制目标:血压<140/90mmHg,心率<90次/min;无阵发性血压升高、心悸、多汗等现象,体重呈增加趋势,红细胞比容<45%。患者感觉有轻度鼻塞,四肢末端发凉消失或有温暖感,甲床由治疗前的苍白转为红润,这些现象表明微循环灌注良好。

四、手术中护理

术前给药选用东莨菪碱和哌替啶,禁用阿托品。注意体位变化、麻醉诱导和疼痛等情况,可能诱发高血压危象,应密切监测心血管系统、体温、尿量,并保证静脉输血及输液通畅。麻醉诱导期及手术过程应将血压控制在160/100mmHg以下,血压过高时,静脉滴注硝普钠或酚妥拉明;出现心动过速或心律不齐,可用β受体阻滞剂或利多卡因。

术中密切监测血压变化。术中血压波动剧烈是患者发生术后并发症的独立危险因素。手术早期补入适量液体,及时扩充血容量;术中触碰到肿瘤可促使大量儿茶酚胺进入血液循环,引起血压骤升,可使用硝普钠降压;在离断主要血管时,停用降压药,短时间内加快补液速度,增加补液量,同时备用多巴胺、去甲肾上腺素作为升压药;肿瘤切除后,继续加快输液和输血速度。注意在积极扩容的同时,监测中心静脉压,监测术中血流动力学,充分补给液体,并根据中心静脉压或肺动脉压加以调整,密切注意心功能情况,谨防心力衰竭。

本病患者血浆容量减少,在肿瘤摘除后,因周围血管扩张,血管容积相对增大,回心血量和心排血量减少,血压可能骤降,需要加快输血输液速度。若补充血容量后血压仍下降,则需使用升压药物(如去甲肾上腺素)。如持续低血压,静脉注射氢化可的松100mg,可使血压恢复稳定。

五、麻醉复苏期护理

(一)保温护理

患者术中大量失血补液,体温散失,术后使用加温毯加温可增加患者舒适度,缩短苏醒时间。

(二)语言唤醒

手术结束后每10s唤患者名字2～5次,通过暗示、鼓励和安抚的语言提及熟悉的人或事,以唤醒患者。

(三)身体评估

评估患者神志、肢体运动及皮肤温度、色泽,判断麻醉复苏程度。协助患者取舒适体位,减轻苏醒期烦躁,必要时用约束带约束,安稳复苏。

六、手术后护理

(一)卧 位

全麻未清醒患者,在无气道保护的情况下,取去枕平卧位,头偏向一侧,使口腔分泌物易于流出,避免误吸。麻醉作用消失,患者清醒、血压平稳后,取半卧位,以利于引流和呼吸。

(二)饮食护理

术日禁食,术后第1天患者少量饮水后,无胃胀、胃酸、胃痛等不适可进食米汤,少食多餐,饮食从流食→半流食→软食逐渐过渡到普食。当患者胃肠恢复正常时,嘱患者多食新鲜蔬菜、水果,适量饮水,保持大便通畅,避免因排便不畅造成腹内压增高,从而影响血压、心率,发生跌倒甚至猝死。

(三)疼痛护理

切口疼痛一般在麻醉作用消失后24h内最为剧烈,2～3d后逐渐缓解。责任护士应及时做好疼痛评估,并告知患者缓解疼痛的方法;根据患者疼痛评分,提供有针对性的护理措施,如保持病房安静、减少探视,通过分散患者注意力,变换舒适体位等,必要时遵医嘱给予止痛药物进行止痛,使患者处于舒适状态并监测血压变化。护理患者时,动作应轻柔,避免因护理原因造成患者疼痛加剧;教会患者正确咳嗽、咳痰的方法,避免剧烈咳嗽、咳痰造成伤口疼痛;教会患者翻身及起身活动方法,避免方法不当造成伤口疼痛加剧;体贴安慰患者,最大限度地减轻患者疼痛。

(四)术后监测

嗜铬细胞瘤所致的恶性高血压会损害心血管功能,导致患者对过量负荷及低血容量代偿能力差。术后心血管功能在逐渐恢复的过程中,应常规进行24h持续心电监测,并严格监测中心静脉压,根据中心静脉压来调整输液的速度,准确记录24h液体出入量,为医生补液量输注提供参考。危重患者每小时观察尿量,若尿量＜30mL/h,应及时通知医生并协助处理。

(五)术后活动

患者手术麻醉清醒后,若无血压波动,则应鼓励患者早期床上活动,协助患者翻身,按摩下肢肌肉,防止压疮,避免肺部感染及下肢静脉血栓。术后第2天,患者可在护理人员协助下先床边坐起,适应后可在陪护人员辅助下行床旁活动。早期活动可减轻患者腹胀,促进胃肠道功能恢复。

(六)潜在并发症

1.出血观察及护理

嗜铬细胞瘤体积多较大,血供丰富,滋养血管较多,腹腔镜手术由于术中气腹存在,在气腹压的作用下,可使体内较小的血管闭合,但是当压力解除后可出现迟发性出血,所以术后应注意观察引流液和切口渗出液的颜色及引流量的变化,保持引流管的通畅,避免引流管打折或受压。每2~3h挤压引流管1次;观察并准确记录引流液的颜色和量,发现引流液异常时及时通知医生。一般24h内腹膜后引流量不超过50mL,以后逐渐减少,如引流量>10mL/h,且呈鲜红色,同时伴有血压下降、脉搏加快、面色苍白、中心静脉压降低等情况,说明有内出血的发生,应及时通知医生,遵医嘱立即输血、输液、给予止血药等,并做好再次手术的准备。若术后引流量每天持续小于5mL,则可考虑拔除引流管。常规引流管置管72h后建议拔除,避免留置导管增加感染风险。

2.低血容量休克的护理

肿瘤切除后,患者由于儿茶酚胺水平迅速下降,血管扩张,血容量相对不足,可表现为血压下降、尿量减少。护理人员应密切观察血压和心率变化,及时调整输液速度,保持两条静脉管道通畅,一条用于微量泵调整血管活性药的量,达到控制血压的目的,另一条用来补充血容量、监测中心静脉压等循环功能;遵医嘱检测各项生化指标,密切观察患者水电解质变化情况,避免水电解质紊乱。

3. 肾上腺危象的观察与护理

肿瘤切除后,肾上腺皮质可能有不同程度的缺血、损伤,极易出现急性肾上腺功能不全,肾上腺素水平突然降低,导致肾上腺危象的发生。肾上腺危象多发生在手术后8~72h内,临床表现为血压迅速下降、嗜睡,患者主诉为四肢酸痛、腹痛、心率明显增快,并出现突然心悸 、心率＞130/min、大汗淋漓等症状。患者很快可进入休克状态 ,一旦发生肾上腺危象,可因循环功能衰竭导致突然死亡,是肾上腺手术后严重的并发症。护理过程中应严密观察患者的意识和生命体征变化,同时准确记录24h液体出入量,倾听患者主诉,若发现患者出现恶心呕吐、全身乏力、大汗淋漓、体温升高、血压下降,甚至脉搏减弱等症状,应及时通知医生检测皮质醇水平,及时有效、足量、快速补充皮质激素,避免病情加重导致生命危险,做好护理记录和交接班。

4. 反射性低血糖

嗜铬细胞瘤患者手术前由于儿茶酚胺的作用,血糖水平一般处于升高的状态,肿瘤切除后,糖原和脂肪分解也随之下降,而原先受抑制的胰岛素分泌量急剧上升,易导致患者发生低血糖,具体表现为头晕、心悸、全身乏力、面色苍白、大汗等症状。若发现患者出现上述症状,则应立即检测患者血压和血糖,严重低血糖可遵医嘱立即给予静脉推注50%葡萄糖注射液20mL,并密切监测患者的生命体征和血糖变化。低血糖导致的低血压对升压药和补充血容量均不敏感。因此,术后需早期监测血糖,以早发现、早处理低血糖症状。

七、出院护理

(一)日常生活起居

开放手术患者应注意1个月内不能提10kg以上的物品,3个月内避免剧烈活动且不能过度弯腰,不建议参加重体力劳动,防止切口疝的发生。

(二)复　查

嗜铬细胞瘤有复发倾向,90%以上肿瘤为良性,发生浸润和转移时可诊断为恶性嗜铬细胞瘤。患者术后需定期复查血醛固酮、儿茶酚胺及其代谢产物水平,观察其变化情况。告知患者如发现血压下降后又升高,或影像学异常,应及时就诊。

(三)健康教育

嘱患者保持心情舒畅,养成良好的生活习惯,适当运动,低盐低脂饮食,保持大便通畅。定时监测血压、心率,如有需要,指导患者服用相关药物并注意观察药物不良反应。

参考文献

[1] 黄明辉,李艳,吕甜,等.经腹腹腔镜解剖性嗜铬细胞瘤切除术的围手术期护理[J].中国继续医学教育,2016,8(13):227—229.

[2] 孔昊,李楠,黄达,等.嗜铬细胞瘤患者术后急性肾功能损伤的危险因素分析[J].临床麻醉学杂志,2020,36(5):462－467.

[3] 李乐之,路潜.外科护理学[M].6版.北京:人民卫生出版社,2017.

[4] 李黎明,韩瑞发.肾上腺疾病的外科治疗[M].北京:科学技术文献出版社,2011.

[5] 李楠,孔昊,朱赛楠.腹腔镜嗜铬细胞瘤切除术后并发症的危险因素[J].中华医学杂志,2018,98(37):2999－3004.

[6] 刘颖姝,李乐乐,窦京涛,等.血压正常的偶发嗜铬细胞瘤患者围手术期血压及心率特点[J].中华医学杂志,2018,98(36):2905－2909.

[7] 那彦群,叶章群,孙颖浩,等.2014中国泌尿外科疾病诊断治疗指南[M].北京:人民卫生出版社,2014.

[8] 聂天雪,杨悦婷,李建霞,等.1例嗜铬细胞瘤伴严重儿茶酚胺心肌病的围术期护理[J].全科护理,2020,18(28):3896－3899.

[9] 谭叶,常后婵,别逢桂,等.舒适性护理对减少嗜铬细胞瘤患者围术期主要心血管不良事件的效果[J].广东医学,2020,41(24):2550－2553.

[10] 田桂萍,姜永光.腹腔镜肾上腺嗜铬细胞瘤切除术的围手术期护理[J].中华腔镜外科杂志:电子版,2018(3):186－188.

[11] 王志红,陈斌,文军,等.腹腔镜下肾上腺嗜铬细胞瘤切除术的围手术期预见性护理[J].华西医学,2015,30(6):1148－1151.

[12] 吴伟,周诗,徐坪.后腹腔镜下肾上腺肿瘤切除术的围术期护

理[J]. 临床医药文献杂志,2017,4(49):9592－9594.

[13] 张莉. 嗜铬细胞瘤围手术期护理的研究进展[J]. 当代护士(中旬刊),2013,12:5－7.

[14] 章巧云. 护理干预应用于后腹腔镜下肾上腺嗜铬细胞瘤的疗效及体会[J]. 实用临床医药杂志,2016,20(18):121－123.

[15] 中华医学会内分泌学分会肾上腺学组. 嗜铬细胞瘤和副神经节瘤诊断治疗的专家共识[J]. 中华内分泌代谢杂志,2016,32(3):181－187.

[16] 朱有,徐丹枫,曾力. 泌尿外科诊疗手册:第4版[M]. 北京:人民卫生出版社,2013.

[17] 祝娜. 嗜铬细胞瘤合并神经纤维瘤患者围手术期护理1例[J]. 深圳中西医结合杂志,2018,28(2):191－192.

[18] Chai YJ, Yu HW, Song RY, et al. Lateral transperitoneal adrenalectomy versus posterior retroperitoneoscopic adrenalectomy for benign adrenal gland disease: Randomized controlled trial at a single tertiary medical center[J]. Ann Surg, 2019, 269(5): 842－848.

[19] Nozaki T, Iida H, Morii A, et al. Laparoscopic resection of adrenal and extra－adrenal pheochromocytoma[J]. Endourol, 2013, 27(7): 862－868.

[20] Ramakrishna H. Pheochromocytoma resection: Current concepts in anesthetic management [J]. Anesthesiol, Clin Pharmacol, 2015, 31(3):317－323.

(陈海燕)

案例四 | 急性脑梗死闭塞动脉介入取栓围手术期护理

患者胡先生,男性,67岁。3h前被发现独自在家中无明显诱因下出现神志不清,伴左侧上肢活动障碍,表现为呼之不应、理解障碍、表达困难、左上肢活动障碍、左下肢可见少许活动,无面部及肢体抽搐、无发热畏寒。症状持续存在,未有明显加重或缓解,具体发病时间不详。至当地医院就诊,查头颅CT提示"左侧颞叶软化灶,颅内散在缺血灶",急转至我院就诊,急查头颅CTA提示"右侧颈内动脉闭塞"。

既往史:患"脑梗死"2年,未遗留明显后遗症,服用药物不详;患"心房颤动"1年余,服用药物不详;患"高血压"数年,服用药物不详;患"痛风性关节炎"30余年,服用药物不详;有"乙肝"病史30余年,病情控制不详;2020年8月,因"髋关节骨折"行"全髋关节置换术",术后恢复可。

个人史:饮酒史30余年,否认吸烟史,否认吸毒史,否认药物依赖及成瘾史,否认冶游史。

患者入院查体:神志浅昏迷。GCS评分为9分。睁眼反射:自动睁眼4分。语言反应:无法发音1分。运动反应:刺痛回缩4分。脉搏80次/min,呼吸18次/min,血压140/80mmHg,体温36.5℃,双侧瞳孔等大正圆,直径2.5mm,对光反射灵敏。左上肢肌力0级,刺痛可见,左下肢及右侧肢体自主活动。立即完善术前各项准备和相关宣教,在全麻下急诊行"经皮颅内动脉取栓术",术中顺利。现患者嗜睡,双侧瞳孔等大正圆,直径2.5mm,对光反射灵敏,左侧肢体无自主活动,左上肢刺痛无回缩,左下肢刺痛偶见回缩,右侧肢体自主活动存在。右腹股沟穿刺处敷料包扎干燥,留置导尿通畅,尿色清。术后诊断:右侧颈内动脉闭塞,脑梗死,心房颤动。

一、定　义

急性脑梗死(acute cerebral infarction,ACI)是临床常见的脑局部血流障碍性疾病,好发人群为中老年人群,临床表现为突然的意识、肢体障碍,急性期最危险,具有高致残率和高死亡率等特点。

国际多中心随机对照研究显示:早期给予支架取栓为代表的血管内治疗优于标准内科治疗。ACI介入溶栓术是当前公认的治疗方式,但治疗时间长且治疗过程影响因素多,常容易出现多种并发症。同时,急性缺血性脑卒中患者常伴有认知能力下降、气道功能障碍等情况,往往需要在全身麻醉下行机械取栓,而全身麻醉引起的血流动力学改变、补液引起的电解质水平变化、机械通气引起的低碳酸血症等围手术期因素也均与患者预后相关。因此,实施科学有效的机械取栓围手术期管理尤为重要,这样才能保证良好的治疗效果。

二、手术方式与麻醉方式

在静吸复合麻醉下行急性脑梗死闭塞动脉介入取栓术。

三、手术前护理

(一)健康宣教

急性脑梗死发病急、病情重,患者及其家属极易出现焦虑、恐惧、绝望等不安情绪。护士应针对患者的个体情况,协助医生,与家属及时沟通,耐心地讲解动脉介入取栓术的方法与优点、手术的目的及必要性、安全性,稳定患者及其家属情绪,增加其对手术的信心。另外,协助医生在术前对患者及其家属进行视频宣教,介绍脑梗死的疾病风险,急性期溶栓和取栓治疗的重要性、手术方法、手术过程、术后注意事项及治疗效果,消除患者及其家属的惊恐和顾虑,缩短沟通时间,为手术争取宝贵时间,提高救治效率。

(二)术前检查

颅脑 CT 排除颅内出血;颅脑 CTA、颅脑 MRA 或 DSA 影像学检查证实为颅内大血管闭塞。

(三)术前准备

成立卒中区域合作群,周边医院接诊的急性脑梗死患者,在需要急诊溶栓和取栓时,由当地医生第一时间将患者检查报告及影像资料传至卒中区域合作群,同时立即电话通知卒中团队成员。介入科护士立即按照神经介入手术配合要求,快速备好急救药品和耗材,确认心电监护和输液泵等仪器是否能正常工作,应用科学、有效的护理措施,为患者手术成功争取时间。

患者抵达救治医院后,应尽快建立静脉通道,尽量做到一次穿刺成功,防止术中应用抗凝药物致创口出血不止。进行术前皮肤准备,双侧腹股沟及会阴部备皮。留置导尿管,防止术中患者膀胱过度充盈。必要时留置胃管,防止误吸。

(四)病情监护

立即进入绿色通道,监测患者瞳孔、呼吸、脉搏、血压等生命体征的变化,观察有无头痛、呕吐等颅内压增高症状,评估患者肢体肌力和足背动脉搏动情况,便于术中及术后进行比较。了解患者体重,以便计算药物的合理使用剂量。询问患者既往病史,平素血压和心肺功能情况,特别要详细询问出血病史,包括牙龈出血、鼻出血、黑便、尿血等;询问近期手术及外伤史等。仔细检查患者身上有无瘀点、瘀斑和出血点,有无痔疮和出血等。详细阅读患者各项检查结果,尤其是血糖、肾功能、血小板计数、出凝血时间等,发现问题及时报告医生。

四、手术中护理

(一)手术体位

协助患者平卧于手术台上,充分暴露股动脉穿刺部位。由于急性脑卒中影响患者脑功能,绝大部分患者意识不清,不能配合,可采取制动措施,用约束带将患者头部固定在头架上,固定手脚,特别是非瘫痪侧肢体,必要时可泵注盐酸右美托咪定,以防止患者术中躁动,发生坠床,保证手术顺利进行。

(二)术中监测和配合

手术开始前协助医师进行消毒铺单,连接高压注射器。患者建立持续动脉滴注通路,注意观察穿刺部位有无肿胀渗出,保持静脉管路通畅。观察连接管有无扭曲、受压,三通接头处有无漏液,三通方向是否正确,记录液体入量,注意输液速度,防止输注过快造成急性心衰。输注完毕后立即更换液体,以防空气进入血液系统或回血堵塞通路,注意排空管路空气以防空气栓塞和避免污染无菌区;保持导尿管通畅,以防发生医源性尿潴留,升高血压或致患者烦躁,注意观察尿液的颜色和量,并及时倾倒尿袋;保持氧气管路的通畅,防止管道脱落。术中密切监测患者的心率、呼吸、血氧饱和度、血压、意识状态、瞳孔大小及肌力情况等,如有异常,应立即向医生汇报,同时备齐抢救用药,做好抢救准备。术中递送手术用耗材时要与医师核对材料名称、规格等,并认真检查产品的有效期和外包装,若发现外包装破损或超过有效期,则不能使用,同时注意无菌操作原则,不接触产品的内包装。全程与医生密切配合,以尽快完成手术,为患者争取宝贵的时间。

(三)保持呼吸道通畅

急性脑梗死患者可出现口咽分泌物增多,甚至呕吐;部分脑梗死患者因吞咽功能障碍、咳嗽反射差等易发生误吸。应及时发现并清除口腔内异物,防止肺部感染甚至窒息。针对不同病情的患者,可以选择不同的通气方式以完成初级的氧供,通常应控制脉氧饱和度在94%以上。

(四)鞘管拔除介入取栓术后

拔出鞘管,股动脉穿刺部位压迫止血15min左右。出血停止后,覆盖无菌纱布,局部应用动脉压迫止血器加压包扎。

(五)药物的管理

1.肝素的应用

普通肝素作为术中抗凝剂已常规用于各种神经介入手术中,但肝素应用一定要个体化。在导管内持续滴注情况下进行脑血管造影检查时,常规不应用肝素;上导引导管后,给予肝素静脉推注,常规首次剂量(肝素的毫克数为患者体重的千克数的1/3),超过1h应用首剂量的一半,低于1000U时给予1000U。注意:长期口服华法林进行抗凝且国际标准化比值(INR)>2时,应谨慎应用肝素;接受足量的组织型纤溶酶原激活剂溶栓治疗的患者,也需谨慎应用肝素。

2.镇静剂的运用

急性大血管闭塞性脑卒中患者大多表现为神志不清、烦躁、失语,不能配合手术,且术中头部和肢体会乱动,增加手术风险,导致手术无法进行。在头部和肢体约束后,可遵医嘱用右美托咪定20μg/h微泵泵入,同时依据患者烦躁程度间断静脉推注丙泊酚,首剂应用剂量为患者每千克体重0.5mg,后给予20mg每次静脉推注,用药后观察患者呼吸节律、心率、血压和血氧饱和度,以防呼吸抑制。

3.尼莫地平的应用

使用大直径的导引导管,取栓和吸栓过程都会刺激血管,可能诱发血管痉挛,术中可给予尼莫地平,静脉泵注,一般采用2~4mL/h微泵泵入。使用过程中,护士应观察血压的变化,以防血压过低。

4.乌拉地尔的应用

急性脑卒中的患者因既往高血压病史、烦躁不安等,导致血压偏高,特别是在血管开通后,可能会发生过度灌注,甚至脑出血,需要对血压进行严格管理。乌拉地尔对心率、呼吸和颅内压影响小,半衰期短,是理想的调节血压的药物。一般采用首剂5~10mg静脉推注,若血压未达标,则可在5min后重复使用5~10mg;血压达标后给予4~8mg/h静脉泵注,并依据血压水平进行调整。

五、手术后护理

(一)一般护理

患者术后入住监护室,基本监护治疗应至少包括持续的24h心电、呼吸、脉氧及无创血压监测。期间血压可能出现大幅波动,血压与预后之间呈"U"形关系,血压控制在(120~159)/(70~89)mmHg时,患者病死率和残疾率最低,血压过高和过低都会对预后造成不良影响。至少每小时记录各项生命体征;保持呼吸道通畅,必要时给予呼吸机辅助呼吸;常规监测神经功能,在术后2h内,使用美国国立卫生研究院卒中量表(National Institute of Health Stroke Scale,NIHSS)评分每30min评估一次,之后22h内,NIHSS评分每2h评估一次,如患者出现严重头痛、高血压、恶心或呕吐,应随时行NIHSS评分评估。所有患者术后应立即完善头颅CT平扫,并在24h后至少完成头颅CT平扫复查,以便及时发现出血转化、高灌注等情况;定期进行血常规、凝血功能、肝肾功能、心肺功能的检测;若患者有烦躁不安、不能配合治疗,可考虑给予镇静药物;术后绝对卧床,同时加强基础护理,预防坠积性肺炎、压疮、下肢静脉血栓、泌尿系感染等并发症的发生。每日进行口腔护理,协助患者定时翻身拍背,给予超声雾化吸入等;按体质量鼻饲营养餐,定时鼻饲水等,做好生活护理,满足患者的基本需求。

(二)股动脉穿刺处的护理

协助患者取直腿平卧位,局部加压包扎24h,术肢制动6~8h,术侧下肢保持直线,注意术肢与健侧肢体的对比,密切观察记录股动脉穿刺处的渗血及足背动脉搏动情况、皮肤颜色、温度、感觉情况与健侧是否一致。伤口包扎应松紧适宜,防止因压迫器加压过紧影响患肢血供;术后1h可给予压迫器适当减压一次。穿刺部位出血发生率较高,伤口包扎过松易引起局部血肿、阴囊血肿、活动性出血,甚至大出血等严重后果。预防穿刺部位出血或血肿的方法是加强巡视并密切观察穿刺部位,发现穿刺部位发绀应及时处理;预防下肢栓塞的方法是经常询问患者下肢有无疼痛,术侧足背动脉搏动减弱或疼痛明显提示有下肢栓塞可能,需及时告知医师并协助处理;及时对穿刺部位进行换药,避免穿刺部位的感染。

(三)并发症的护理

急性脑梗死闭塞动脉介入取栓术后的并发症主要有颅内出血、血管再闭塞、高灌注综合征、血管迷走神经反射、尿潴留等,其中以颅内出血最为凶险。

1.颅内出血

患者术后可能出现出血转化,急性脑卒中后发生的脑内出血,既可以发生在梗死灶内,也可以发生在梗死灶远隔部位。出血可能与血管壁损伤、再灌注损伤、使用溶栓药物,以及联合抗血小板、抗凝治疗有关。一般认为,超时间窗手术、术前血压偏高(收缩压>180mmHg,舒张压>100mmHg)、脑CT已显示低密度改变的卒中患者接受溶栓或血管内治疗,易发生出血转化,出血多发生于溶栓术后36h内。应及早发现血管内治疗术后发生症状性颅内出血的患者,并以阻止血肿扩大为治疗的基本原则。围手术期严格的血压控制可以降低症状性颅内出血的发生率。对于术后已发生颅内出血的患者,在保证脑灌注的前提下更应该严格控制血压,要做到预见性观察,注意患者头痛的部位、性质及程度。当患者突然出现意识障碍、剧烈头痛、呕吐、肢体活动障碍加重时,要考虑合并颅内出血的可能,立即做头颅CT检查,停用抗血小板药。同时,根据病情给予脱水、脑保护剂等。注意患者意识、瞳孔及肢体活动的变化,适当控制血压。早期发现并及时作出相应处理,可以把不良反应的发生风险降至最低。护士应嘱患者切勿情绪激动、用力大便、打喷嚏等。

2. 血管再闭塞

闭塞脑动脉再通后再闭塞是急性缺血性卒中血管内治疗的常见并发症,血管再闭塞与临床症状恶化相关,早期再闭塞预示长期预后不良,可能与血栓分解或血管内皮损伤后脂质核心的暴露血小板被激活聚集、围手术期抗血小板药物使用不充分或抗血小板药物抵抗有关。溶栓联合抗血小板治疗可能会降低血管再闭塞的发生风险。在血管内介入治疗中,可发生责任血管的次级分支和其他部位脑血管栓塞,给患者带来严重并发症。具体处理首选机械取栓,若机械取栓失败,可考虑采取包括导丝和球囊辅助的机械碎栓治疗;也可采用溶栓药物治疗,包括尿激酶、阿替普酶及血小板膜糖蛋白Ⅱb/Ⅲa受体抑制剂(如替罗非班)。

3. 高灌注综合征

高灌注综合征(cerebral hyperperfusion syndrome,CHS)是指闭塞脑动脉再通后,缺血脑组织重新获得血液灌注,同侧脑血流量显著增加,从而导致脑水肿,甚至颅内出血。高灌注综合征是以同侧头痛、高血压、癫痫发作、局灶性神经系统损伤、认知障碍等为主要临床表现的综合征,同时不伴有脑缺血。高灌注综合征的常用评估方法包括CT灌注、脑血管造影、经颅多普勒超声、磁共振应用弥散、灌注图像。经颅多普勒超声(transcranial Dopple,TCD)以其方便快捷、动态、操作简单等优势,已被临床广泛用于预测颈动脉血栓内膜剥离术或颅内动脉支架置入术后CHS的发生情况。血管开通治疗后连续的脑血流监测,对于及早发现高灌注或再灌注损伤具有重要价值,并有助于指导个体化的液体和血压管理。对于已出现高灌注综合征的患者,需要收住监护室进行密切的监护及紧急处理,可给予适当的镇静,强化控制血压,适当的脱水治疗及其他相关并发症的预防措施;对于仅有脑水肿的患者,不应停止抗血小板药物的使用;对于合并有颅内血肿伴有占位征象的患者,必要时行去骨瓣减压等治疗。具体应根据患者情况酌情处理。尽管人们高度重视CHS并及时采取全面的治疗方案,但其治疗效果却不尽如人意。严格控制围手术期血压可能是避免高灌注综合征发生的最优选择。

4. 其他并发症

血管夹层、应激性溃疡、心血管并发症、对比剂过敏、对比剂肾病等,参照一般血管内治疗并发症处理方案。术后出现的穿刺相关损伤,应依据神经介入常规处理措施执行。

5.康复护理

观察患者肢体肌力及言语功能变化,评估患者运动功能恢复状况及手术疗效。密切观察患者瘫痪肢体的活动情况,指导其康复程序,强调早期训练患肢的重要性。术后第1天做患侧肢体被动运动,术后2~4d开始训练坐姿、床上运动等,逐步提高患者的自理能力;配合康复团队对患者进行肢体针灸治疗。对于失语患者,配合康复师对其进行语言功能恢复训练。

6.心理护理

根据患者个体的心理活动,规律实施心理护理,告诫其重视后续治疗,从精神上帮助患者树立战胜疾病的信心,并辅助其进行恢复期功能锻炼。对于介入治疗效果不佳的患者,应鼓励其不要丧失信心,积极配合其他治疗;指导患者进行早期肢体功能锻炼。关注患者情绪波动,帮助其保持情绪稳定,避免过度紧张和激动,必要时遵医嘱应用镇静药物;调节影响血压的相关因素。

7.饮食护理

全麻患者待神志转清、肛门排气后,鼓励其多饮水,以利于造影剂的排出;保持大小便通畅,及时应用乳果糖等通便药,避免腹压增加,造成血压升高。

8.严格交接班

与下一班严格交接医生交代的血压控制要求、降压药应用情况、患者病情变化等,保持血压观察的持续性,并严格书写交班报告,严谨记录血压的变化。患者能否得到及时治疗,与能否及时发现颅内压增高、严格交接班密切相关。

六、出院护理

(一)复发脑梗死危险因素教育

告诉患者重视再发卒中的早期症状,包括突发一侧面部或肢体麻木无力,口角歪斜流涎;突发视力模糊或失明;突发语言表达或理解困难;突发严重的不明原因头痛、呕吐;突发不明原因的头晕、走路不稳或突然跌倒、遗忘或记忆障碍。若出现卒中早期症状,不论时间长短都应及时就医,以缩短入院前的延误时间。让患者了解复发的主要危险因素(高血压、糖尿病、高血脂、吸烟、酗酒、肥胖等),引起足够的重视,改变不良的生活方式,指导患者合理饮食、适量运动、戒烟限酒。

(二)治疗和用药宣教

术后患者要长期服用抗血小板药物、调节血脂类药物,要经常复查血常规、凝血、肝肾功能,还要定期门诊复查颈动脉血管超声;遵医嘱服药,不可擅自停药、调整剂量或漏服药,强调患者服药的依从性,并告知药物的作用及不良反应。术后1~3个月门诊复查,之后改为半年复查血管彩超,如发现再狭窄,可行血管造影,及时处理。

(三)随访计划

患者计划出院前3天询问患者术后适应情况,评估患者术后服药的依从性和自我效能;评价住院期间的健康教育成果,将患者加入科室卒中患者微信交流群,出院时建立出院信息档案;收集患者入院时的基线资料,根据患者的相关资料定期进行电话随访和微信干预;了解出院患者对出院指导的执行情况,给予营养、运动、服药的指导;检查患者的服药情况,并及时通知患者复查的时间。

参考文献

[1] 蔡力进.糖尿病并发急性脑梗死血糖与预后的关系[J].糖尿病新世界,2018,21(3):188—189.

[2] 关红梅.急性脑梗死动脉溶栓治疗后并发症的观察与护理[J].中国实用神经疾病杂志,2013,16(11):100—102.

[3] 郭烈美,周洪语,徐纪文,等.已破裂颅内动脉瘤住院期间再出血的临床分析[J].中国脑血管病杂志,2010,7(7):337—343.

[4] 盐酸乌拉地尔注射液临床应用专家共识组.盐酸乌拉地尔注射液临床应用专家共识[J],中华急诊医学杂志,2013,22(9):960—966.

[5] 中国卒中学会重症脑血管病分会专家撰写组.急性缺血性脑卒中血管内治疗术后监护与管理中国专家共识[J].中华医学杂

志,2017,97(3):162－172.

[6] 周娟华,吴巧元.PTCA支架术后患者卧床制动时间研究[J].护理研究,2003,17(4):435－436.

[7] 卒中学会重症脑血管病分会专家撰写组.急性缺血性脑卒中血管内治疗术后监护与管理中国专家共识[J].中华医学杂志,2017,97(3):162－172.

[8] Adams HP Jr, del Zoppo G, Alberts MJ, et al. Guidelines for the early management of adults with ischemic stroke：a guideline from the American Heart Association/American Stroke Association Stroke Council, Clinical Cardiology Council, Cardiovascular Radiology and Intervention Council, and the Atherosclerotic Peripheral Vascular Disease and Quality of Care Outcomes in Research Interdisciplinary Working Groups：the American Academy of Neurology affirms the value of this guideline as an educational tool for neurologists [J]. Stroke, 2007, 38 (5):1655－1711.

[9] Davis MJ, Menon BK, Baghirzada LB, et al. Anesthetic management and outcome in patients during endovascular therapy for acute stroke[J]. Anesthesiology, 2012, 116(2): 396－405.

[10] Hollingworth M, Chen PR, Goddard AJ, et al.Results of an international survey on the investigation and endovascular management of cerebral vasospasm and delayed cerebral ischemia[J].

World Neurosurg,2015, 83(6):1120—1126.

[11] Jauch EC, Saver JL, Adams HP, et al. Guidelines for the early management of patients with acute ischemic stroke: a guideline for healthcare professionals from the American Heart Association/American stroke Association[J]. Stroke, 2013, 44(3): 870—947.

（陈吉晨）

案例五—腹腔镜下右侧腹股沟疝无张力修补术围手术期护理

患者余某某,男,82岁,发现右侧腹股沟区有一可复性的肿物3月余。全腹CT平扫示:两侧慢性支气管炎症改变,VP-RADS 1类;右侧腹股沟疝,建议必要时复查。门诊拟"右侧腹股沟斜疝"收住入院。查体示:右侧腹股沟区可触及一肿块,大小约4cm×5cm,质软,平卧时可以回纳,无压痛。

既往史:否认高血压、心脏病、糖尿病、脑卒中、肺及支气管病、肾病及其他心脑血管、内分泌系统等重要脏器重要疾病史,否认结核、疟疾等传染性疾病史,否认手术史、外伤史、其他手术史,否认输血史,否认食物、药物过敏史,否认中毒史,预防接种史不详。

个人史:出生于浙江省宁波市,原籍长大,长期居住于本地,无外地久居史,文盲,农民,工作条件一般,性格外向,经济条件一般,家庭关系和睦,否认化学性物质、粉尘、放射性物质、有毒物质接触史,否认疫区、疫情、疫水接触史,否认牧区、矿山、高氟区、低碘区居住史;每天喝一斤白酒,约40年;否认吸毒史,否认药物依赖及成瘾史,否认冶游史。

家族史:父亲已故,死因不详,母亲体健,兄弟姐妹体健,否认二系三代中有与患者类似疾病及家族遗传倾向的疾病史。

婚育史:26岁结婚,育有1女,配偶及女儿均体健。

专科检查:体温36.6℃,脉搏61次/min,呼吸19次/min,血压134/74mmHg,自主体位,左锁骨上及全身其他浅表淋巴结未及肿大,两肺呼吸音清,未闻及干湿啰音;腹部平坦,腹壁静脉未见曲张,未见胃肠型及蠕动波;右侧腹股沟区有突出肿物约鸡蛋大小,可回纳,质软,无压痛,肝脾肋下未及,墨菲氏征阴性,未触及明显包块,移动性浊音阳性,肠鸣音4次/min。双下肢无水肿,神经系统检查阴性。

入院后完善各项检查及相关宣教,行"腹腔镜下右侧腹股沟斜疝修补术"。术后患者腹部切口刀割样疼痛,NRS评分为2分。留置导尿通畅,尿色清,阴囊无血肿。自理能力评定为重度依赖,跌倒/坠床评分为4分,压力性损伤评分为19分,营养评分为2分。术后第5天,患者出现阴囊水肿,无明显胀痛不适。血生化示:白蛋白31g/L。予以地奥司明0.9g口服,人血白蛋白20g静脉滴注营养支持治疗,呋塞米10mg静脉注射加强利尿,抬高阴囊。术后第8天,患者阴囊水肿较前明显消退,遵医嘱予以出院,做好出院宣教,门诊定期复查。术后诊断:右侧腹股沟斜疝,左侧隐匿性斜疝。

一、定　义

腹股沟疝是因患者腹壁薄弱或缺损以及腹内压增高导致的发生在腹股沟区的腹外疝。常见腹股沟疝包括腹股沟斜疝和腹股沟直疝。

随着人口老龄化的加剧,老年腹股沟疝的发病率呈现逐年上升趋势。疝的发病因素包括先天缺陷和后天继发性病理变化。腹股沟疝发生的主要因素为机体内环处腹横筋膜平面损伤。老年患者由于身体机能下降,腹股沟区发生退行性变化,导致腹横筋膜和腹肌萎缩和松弛,进而导致腹股沟管后壁缺损而引起腹股沟疝。同时,因为老年患者多存在慢性便秘、前列腺增生等疾病,排便、排尿困难导致腹压升高,更容易引起腹股沟疝。

腹腔镜下无张力腹股沟疝修补术具有复发率低、损伤小、疼痛小、恢复快、并发症少、不易损伤神经等优点,是治疗腹股沟疝安全有效的新方法。

二、手术方式与麻醉方式

手术修补是治疗腹股沟疝最有效的方法。手术修复的基本原则是高位结扎疝囊、加强,或是修补腹股沟管管壁。

手术方式分为传统疝修补术,如疝囊高位结扎术、疝气修补术、无张力疝修补术,以及经腹腔镜疝修补术,如经腹腔腹膜前修补、全腹膜外修补、腹腔内置网修补术。

麻醉方式根据手术方式可选择椎管内麻醉或全身麻醉。

三、手术前护理

(一)心理护理

缓解患者焦虑的情绪,热情主动接待患者,介绍病区环境、主管的医生和护士,帮助患者尽快适应患者角色。以和蔼的态度、周到的礼貌用语、认真的工作态度、娴熟的技术,使患者感受到被关心和尊重,以赢得患者的信任。

(二)促进患者睡眠

创造安静舒适的环境,使患者得到良好的休息和充足的睡眠;对于睡眠形态明显紊乱的患者,可给予镇静安眠类药物。

(三)饮食和休息护理

鼓励患者多摄入营养丰富的食物,鼓励患者多饮水、多食蔬菜等粗纤维食物,以保持大便通畅。术前6h禁食固体食物、术前2h开始禁饮,以防止麻醉或术中呕吐,引起窒息或吸入性肺炎。督促患者活动与休息相结合,减少明显的体力消耗。

(四)呼吸系统护理

对于吸烟患者,嘱其术前2周停止吸烟,指导患者学会深呼吸运动和有效咳嗽、咳痰。

1.胸式深呼吸

闭口经鼻深吸气,在吸气末屏气1～2s后缩唇缓慢呼气4～6s,3次/d,10min/次。

(1)从鼻孔吸入空气,嘴唇紧闭,一边吸气一边默念"1,2,3"。

(2)像吹口哨一样将双唇缩拢,慢慢呼气,并以相同速度从1数到6。

2.有效咳嗽咳痰

患者取卧位或半卧位,深吸气后屏住呼吸,再用力咳嗽,引起胸腔振动,以咳出气管深部的痰液,避免喉头振动引起的咳嗽,每天3次,每次2min。嘱患者反复练习,共训练7d。

(1)取卧位或半卧位,膝半屈使腹肌放松,一手放于腹部。

(2)用嘴巴呼气,呼气时最大限度地向内收缩腹部,胸部保持不动。

(3)用鼻孔吸气,吸气时最大限度地向外扩张腹部,胸部保持不动。

(五)排尿排便护理

术前指导患者练习在床上使用便盆,以便术后习惯在床上排尿及排便。

(六)皮肤准备

术前1d,督促患者剪短指甲,去除指甲油;清洁术区皮肤,做好脐部的清洁,使用10%肥皂液浸泡肚脐后再用清水冲洗。备皮,使用一次性备皮刀头的电动剪毛器,保留0.2～0.3cm,如切口周围皮毛不影响手术操作,可以不剔除。备皮时间以术前0.5~2h为宜。

(七)术前当日护理

认真检查、确认各项准备工作的落实情况,如患者有体温升高、血压偏高等情况,应及时汇报医生。确认患者服药情况,如有无服用降压药、降糖药等。确认皮肤准备情况,有无手术标记。确认患者有无佩戴身份识别的腕带,有无佩戴活动的假牙,有无佩戴首饰,有无拭去指甲油、口红等化妆品。遵医嘱予以术前用药。备好手术需要的病历、影像学检查结果、药物及术中用物。与手术室接待人员做好交接工作。

四、手术后护理

(一)术后患者床头交接

与麻醉师和手术室护士做好床头交接班,包括患者意识、麻醉是否清醒、腹部切口及阴囊肿胀情况、各引流管和静脉输液通路情况,皮肤完整性以及术后需要关注的问题。

(二)术后体位

麻醉未清醒的患者予以去枕平卧位,头偏向一侧,有利于排出口腔分泌物或呕吐物,避免误吸入气管,有效避免误吸或是吸入性肺炎的发生。患者全身麻醉清醒后,根据需要调整卧位,如平卧位或低半卧位。术后右侧膝下垫一软枕,使髋关节微屈,减小腹壁张力。在确保患者安全及生命体征平稳的情况下,指导其早期下床活动。

(三)维持生理功能的稳定

根据病情予以吸氧;指导患者深呼吸、有效咳嗽咳痰,保持呼吸道通畅,注意观察患者的呼吸频率和深度有无变化,有无呼吸道梗阻。术后禁食期间患者获取能量的方式以静脉输液为主;根据手术大小、病情变化,调整输液成分、输液量以及输液的速度,以补充水、电解质和营养物质。

(四)病情观察和记录

根据患者的病情变化及自理能力情况,按时巡视病房,根据医嘱监测患者的意识、体温、脉搏、呼吸、血压、血氧饱和度及尿量。观察患者腹部切口渗血、渗液情况。手术区用沙袋压迫24h,观察阴囊有无肿胀。若患者病情有变化,则应及时汇报医生,协助医生做好处理,并做好护理记录。

(五)腹部切口疼痛的护理

麻醉消失后,患者往往会出现切口的疼痛,观察患者疼痛的时间、部位、性质和程度,并给予相应的处理和护理。

1.疼痛强度评估工具

(1)数字疼痛评分法(NRS):适用于有一定文化、能良好沟通的患者。

(2)Wong-Banker面部表情评估量表法(FPS-R):适用于表达困难的患者及存在沟通障碍的患者,如儿童、老年人、外国人等。

(3)疼痛行为指标量表(FLACC):适用于无法口头表达的患

者(含昏迷患者)及某些婴幼儿、儿童患者。

(4)重症监护室疼痛观察评分(COPT):适用于无法交流的ICU危重症患者。

2.缓解术后疼痛的措施

(1)鼓励患者正确表达疼痛,并提供简单易懂的解释。

(2)配合患者进行心理疏导,分散患者注意力,减轻疼痛的敏感性。

(3)指导其采取合适的体位,指导患者咳嗽咳痰,活动时按压腹部切口位置或正确使用腹带,减少对切口的张力性刺激,减轻患者疼痛。

(4)手术后,遵医嘱给予患者相应的镇痛、止痛类药物,以有效控制切口的疼痛。

(六)留置导尿管的护理

向患者及其家属告知留置导尿管合适的放置位置,留置导尿管的目的及重要性。

妥善固定导尿管,引流袋高度要低于膀胱水平位置,以利于引流,防止逆行感染;活动时应先将引流管放到相应位置,避免牵拉造成脱出,特别是离床活动时应尤其注意,可将引流袋固定在低于引流口水平的衣服位置。

密切观察尿液的颜色、量、性状。引流袋每周更换2次或使用抗反流的引流袋。严格执行无菌操作原则,避免因污染造成感染。

普通外科手术留置导尿管患者,常规先间歇夹闭导尿管进行膀胱功能锻炼;确认患者膀胱功能恢复、自觉有尿意后,先夹闭导尿管,待膀胱充盈时拔管。有研究证明,围手术期短期留置导尿管患者,导尿管拔除前夹闭与否,不会影响导尿管拔除的成功率。在快速康复外科(FTS)理念下,根据患者病情减少置管或缩短置管时间,有利于患者的快速康复。

(七)饮食护理

根据患者术后恢复情况,鼓励患者尽快恢复经口进食。术后开展饮食护理,采取分阶段的护理模式。恢复饮食的原则是由少到多,由稀到稠。饮食计划应根据患者的具体情况来制订,鼓励患者多摄入高纤维素食物,以促进肠蠕动,做到少食多餐,少进食产气食物。

若患者术后6~12h没有呕吐、恶心等情况,可进食半流质食物;术后第2天,可进食软食或普食,以营养丰富、易消化、清淡的饮食为主。软食或普食包括软饭、面条、鸡蛋糕、切碎煮熟的菜及肉等。行肠切除或肠吻合的患者术后应禁食,待肠道功能恢复后,方可开始进流质饮食。

(八)术后防止腹内压升高

术后剧烈咳嗽、便秘都可导致腹内压升高,不利于愈合。术后注意保暖,避免受凉而导致咳嗽。指导患者在咳嗽时用手掌按压术区、保护切口。嘱患者术后多饮水,多食蔬菜水果等膳食纤维含量丰富的食物,进行适当运动,可顺时针按摩腹部,促进肠蠕动,保持大便通畅,避免用力排便,便秘者使用通便药物。

(九)并发症护理

1. 术后出血

术后出血过多者可用沙袋压迫止血,保持伤口清洁,预防感染,加强换药,注意识别术后出血的临床表现。若覆盖切口的敷料有渗血现象,则应及时汇报医生,明确出血的情况和原因。观察引流液的量、颜色和性质,判断腹腔内的出血情况。对于未放置引流管的患者,可以通过腹部体检、影像学检查、观察生命体征变化情况等方式评估出血情况。评估有无低血容量性休克的早期临床表现,如烦躁、脉搏持续增快、脉压减小和尿量少。

少量出血时,一般可更换切口敷料、加压包扎或全身使用止血药物止血;出血量大时,应建立静脉通道,加快输液速度,根据医嘱输血或血浆,以补充血容量,并做好再次手术的准备。

2. 阴囊水肿

因为阴囊比较松弛、位置比较低,渗血渗液容易积聚于阴囊处。为避免阴囊内积血、积液,促进淋巴回流,术后可用0.5~1kg沙袋压迫术区12~24h,可用丁字带或棉垫将阴囊托起,抬高阴囊。必要时可用热敷或用硫酸镁湿敷,以促进水肿或血肿的消退。腹股沟区及阴囊积血积液量较多时,可使用注射器穿刺抽出。密切观察患者术后阴囊肿胀的情况。

3. 术后感染

(1)切口感染:术后应用抗生素预防切口感染。保持手术切口敷料干燥、清洁,注意体温及切口有无红、肿、痛等情况。切口感染早期予以局部热敷或理疗,使用有效抗生素,促使炎症消散吸收。明显感染或脓肿形成时,应拆除局部缝线,用血管钳撑开并充分敞开切口;清理切口后,放置凡士林油纱布以引流分泌物,增加敷料的更换频率,保持切口敷料的清洁干燥。必要时提取分泌物做细菌培养和药物敏感试验。

(2)肺部感染:应该教育患者早期下床进行活动,指导患者有效咳痰咳嗽的方法。对于呼吸道感染的患者,应及时给予抗感染治疗。若患者有前列腺疾病,手术后应指导患者早期排尿,若有必要,可留置导尿,同时要注意防止尿路感染。

4. 肩部酸痛

CO_2气体积聚在膈下产生碳酸,可引起反射性肩背部酸痛,多见于术后1~2d,一般能在短期内能自行缓解。手术结束时,应尽量排除腹腔内的CO_2,术后持续低流量吸氧8~16h,可减少此并发症的发生风险。

5. 皮下气肿

皮下气肿是最常见的并发症之一,护理时注意观察是否有皮下捻发音,皮下气肿范围有无扩散或缩小。发生皮下气肿时,用双手将气体从穿刺孔挤出;对于小的皮下气肿,也可不做处理,数日后可自行吸收。尽早下床活动,增加血液循环,促进气体吸收。

6. 深静脉血栓

血栓形成有三大因素,即血流淤滞、血管内膜损伤、血液高凝状态。

术后鼓励患者做深呼吸扩胸运动。手术后进行输液给药时，应尽量采用上肢输液，避免下肢血管内膜的损伤或肢体的过度牵拉。术后在胃肠功能恢复的情况下，鼓励患者每日多饮水，保证体液量，增加血容量，缓解血液浓缩。术后患者应进食低脂肪且富含纤维素的食物，以保持排便通畅，减少排便用力所导致的腹压增高，影响静脉血液回流。鼓励患者早期下床活动。预防性给予抗凝药物，使患者术后处于低凝状态。肌肉进行等长收缩锻炼，或进行主动及被动活动，如进行踝泵运动。

（1）伸屈运动：双足做主动足踝跖屈50°（脚尖向下踩），背伸30°（脚尖向上勾），频率为24次/min，每次运动5min。

（2）旋转运动：以踝关节为中心，做跖屈、内翻、背伸、外翻的360°的"旋转"运动。频率以15~24次/min为宜，每次运动5min。

五、出院指导

(一)饮食护理

需补充足够的蛋白质，如牛奶、鸡蛋；禁止食用刺激性食物，以及易引起大便干燥的食物，多喝水，日饮水量2000~3000mL。为保持大便通畅，还需多吃些含纤维素较多的蔬菜和新鲜水果，如芹菜、笋、苹果、香蕉等。

(二)心理护理

向患者耐心讲解腹股沟疝发生的原因。告诉患者保持健康、愉快的心理状态,保持情绪稳定,有利于机体的康复。术后随访,消除患者的不良情绪。

(三)腹部切口护理

告知患者出院后继续保持腹部切口的清洁、干燥。1周后,去除敷料。对于有切口缝合的患者,应告知其拆线时间、地点。创口粘贴的过程中,出现皮肤瘙痒等过敏反应者,应及时去除敷料,前往医院使用纱巾覆盖,用透气胶布封贴,防止形成水疱。对切口出现较多渗液等情况者,需及时来院就诊。

(四)适当休息

出院后,患者仍需继续适当休息,可自我料理日常生活,从事轻体力劳动,以不感疲劳为宜。活动量可逐渐增加,但出院后1~3个月内应该避免重体力劳动或剧烈运动,如提重物、持久站立、骑车等。注意避免可使腹内压升高的因素,如剧烈咳嗽、用力排便等。如疝复发,应及早诊治。

参考文献

[1] 管华琴.腹腔镜下全腹膜外疝修补术的围术期护理[J].实用临床医药杂志,2016,20(16):205-206

[2] 胡趣儿,何海荣,陈胜才,等.全程护理干预对腹腔镜下腹股沟疝无张力修补术的应用效果[J].中国现代药物应用,2015,9

(12):185－188.

[3] 李洁秀,刘文珲,李志彬,等.疝环充填式无张力补片修补术治疗老年腹股沟疝的护理特点[J].广东医学,2011,32(11):1499－1500.

[4] 李君.腹腔镜经腹膜前补片植入术治疗双侧腹股沟疝患者的围术期护理体会[J].中国医科大学学报,2017,46(5):470－472.

[5] 卢芳燕,李茜,金静芬,等.肝胆胰外科短期留置和早期拔除导尿管的最佳证据应用[J].中华护理杂志,2018,53(6)650－655.

[6] 沙翠萍,刘素珀,宫金良,等.护理干预在无张力疝修补术老年患者中的应用[J].护理实践与研究,2014,11(4):33－34.

[7] 石兰萍,唐蓉,魏莹莹,等.术前皮肤准备方案的构建及应用[J].中华护理杂志,2020,5(55):723－726.

[8] 苏小梅,李桂珍.高龄患者腹腔镜疝修补术后常见并发症的原因分析与护理[J].齐齐哈尔医学院学报,2012,33(17):2412－2413.

[9] 谭雪梅.腹腔镜下无张力腹股沟疝修补术的护理要点[J].中国现代药物应用,2013,7(4):96－97.

[10] 唐晓林.普外科腹股沟疝术后复发原因的探讨[J].世界最新医学信息文摘,2015,15(68):124.

[11] 王琼,韩金飞,杨红霞.全腹膜外腹腔镜腹股沟疝修补术的围术期护理[J].解放军护理杂志,2013,30(10):47,71.

[12] 王颖.腹腔镜下无张力腹股沟疝修补术的护理研究[J].世界最

新医学信息文摘,2016,16(10):168－170.

[13] 于海英,赵海峰,由凤双.老年人腹股沟疝行无张力疝修补术的护理体会[J].当代医学,2016,22(14):97－98.

[14] 赵淑盼,李海燕,钱火红,等.外科手术前皮肤准备的研究进展[J].护理研究,2017,31(11):1281－1284.

（胡静娜）

案例六　指骨骨折围术期护理

患者王某某,男,57岁,13h余前不小心被钢管砸中右手中指,当即感疼痛,伴出血、活动受限。随至我院急诊就诊。查右手指正侧位X线片示:右手中指中节指骨远端骨折,右手中指周围软组织肿胀。急诊予以简单消毒包扎处理,为进一步治疗,急诊拟"右手中指骨折"收住入院。

既往史:既往体健,否认其他疾病史及过敏史。

个人史:否认疫区、疫情、疫水接触史,否认吸烟、饮酒史,否认药物依赖及成瘾史。

专科检查:右手中指远节可见皮肤破损、肿胀、创缘不整齐,污染严重,中指远节感觉减退,中指远节指骨屈曲活动受限。

患者完善术前各项检查及相关宣教,急诊在臂丛阻滞麻醉下行"右手中指克氏针固定术",右手中指克氏针固定,诉切口持续性锐痛,NRS评分为2分,予以红外线灯照射24h,右上肢石膏托固定,肢端血运感觉好。遵医嘱予以Ⅱ级护理,普食,鼻导管吸氧2L/min,呼吸平稳;予以抗炎、止痛、护胃、消肿等治疗,患者情绪稳定,Barthel指数评定为轻度依赖,高危跌倒评分为1分,压力性损伤评分为22分。VTE评分为3分,已汇报医生。

一、定 义

指骨骨折是指人体手部指骨在外力作用下,骨骼的连续性或完整性受到破坏。

指骨骨折的临床表现为指骨骨折处疼痛,局部肿胀、功能障碍,可触及压痛,伤指纵轴挤压痛呈阳性,或可见畸形、骨擦感及异常活动。X线检查多可明确骨折部位和类型,对于部分无移位骨折或应力性骨折,可结合CT或MRI协助诊断。

(一)分 类

指骨骨折根据受伤时间可分为新鲜指骨骨折与陈旧性指骨骨折。根据骨折部位不同,可分为近节指骨骨折、中节指骨骨折与远节指骨骨折。根据骨折是否累及关节面,可分为关节内骨折与关节外骨折。

1.根据受伤时间分类

(1)新鲜指骨骨折:受伤时间在3周及3周以内。

(2)陈旧性指骨骨折:受伤时间超过3周。

2.根据骨折受累部位分类

(1)近节指骨骨折:多由直接暴力造成,因骨间肌与蚓状肌的收缩,多向掌侧成角。

(2)中节指骨骨折:亦多由直接暴力造成,如骨折位于指浅屈肌止点以远,易造成掌侧成角,反之,则多见背侧成角。

(3)远节指骨骨折:多由挤压伤造成,或肌腱止点撕脱而造成骨折。根据骨折部位再细分为甲粗隆骨折、干部骨折、基底骨折。

3. 根据骨折是否累及关节分类

(1)关节外骨折:骨折端可位于指骨颈、指骨干及指骨基底部。近节、中节指骨颈骨折多向掌侧成角;根据骨折线走行,指骨干骨折可分为横形、斜形、螺旋形以及粉碎性骨折。

(2)关节内骨折:又称指骨髁骨折,多为不稳定性骨折。指骨关节内骨折可涉及指骨头及指骨基底部。累及关节的指骨基底骨折可出现背侧、掌侧或侧方基底的撕脱性骨折,以及由轴向负荷引起的粉碎性关节内骨折。

(二)治疗方法

指骨骨折的治疗方法有非手术治疗和手术治疗。

1. 非手术治疗

非手术治疗,如手法整复外固定。对于关节外的稳定性骨折和无移位的关节内骨折,推荐使用手法整复配合石膏、夹板等外固定。

2. 手术治疗

手术治疗的适应证主要有:①闭合整复失败;②陈旧性骨折畸形愈合;③复位后不稳定性骨折;④合并神经系统疾病,保守治疗难以奏效,或不能耐受长期非手术制动。

手部骨折的治疗要求解剖复位,有效可靠的固定,早期功能锻炼。治疗过程中,对手部血运及软组织的保护亦愈来愈受重视。

现临床上手术治疗指骨骨折方式以克氏针和微型钢板螺钉内固定最为多见。

（1）克氏针内固定治疗的优缺点

克氏针内固定的缺点主要为：①克氏针内固定稳定性差，无加压作用，不能控制旋转，治疗粉碎性骨折容易形成短缩；②克氏针跨关节固定会破坏关节面，不能进行早期功能训练，不利于患者掌指功能恢复。

克氏针应用时间较长，优点很多：①操作简便，手术创伤小，对骨折端血运影响小，二次取针容易，费用低廉，应用范围广，适用于大部分手部骨折，包括上述关节内骨折、严重粉碎性骨折及末节指骨骨折；②克氏针使用非常灵活，尤其是两根以上克氏针交叉过骨皮质的固定稳定性非常好，可防旋转及短缩，且术中穿针时注意将骨折部做纵向推挤，均不会导致骨折端分离；③随着内固定技术及设备进步，克氏针内固定术也越来越精细，绝大部分已能做到不跨关节固定，不损伤关节及肌腱，不影响术后早期关节功能训练；④在C形臂X射线机的帮助下，部分病例可通过骨折闭合复位克氏针内固定方式达到满意疗效，进一步减少手术对局部软组织的损伤及对骨折端血供的影响，进而促进骨折的愈合。

因此，克氏针内固定治疗指骨骨折合适可行，但效果却并非最优。另外，虽然克氏针内固定与微型钢板内固定的伤口感染率无明显差异，但克氏针内固定仍存在针尾外露、针孔感染的问题。

（2）微型钢板内固定治疗的优缺点

　　相较于克氏针,微型钢板螺钉材料组织相溶性好,板钉固定系统的稳定性和对骨折端的加压作用使骨折对位更佳,骨折端缝隙更小,固定更牢靠,这些优势均有助于手部骨折的尽早愈合。

　　但微型钢板也有明显的缺点:①微型钢板内固定需切开和剥离骨折端软组织,操作比较复杂,对软组织损伤较大,影响骨折端血运;②微型钢板虽小,但手指皮下空间有限,微型钢板相对占体大,尤其在近节指骨远段和中节指骨,伸指肌腱各束均紧密贴于指骨或关节囊表面,手术操作本身极易导致其损伤,在其下放置微型钢板螺钉必然影响肌腱的滑动,长期会导致肌腱张力改变及肌腱磨损,从而影响伸指功能恢复;③费用高,通常需二次手术取出,使得治疗费用增加;④对一些关节内骨折、严重粉碎性骨折及末节指骨骨折病例,微型钢板内固定术并不适用。

　　临床上,微型解剖钢板内固定治疗指骨骨折适应证如下:①有明显移位的骨干横断、短斜或短螺旋骨折;②粉碎性骨折有短缩和(或)旋转畸形;③粉碎的关节内和关节周围骨折。直形钢板适用于指骨骨干横断或短斜形骨折,"L"形或"T"形钢板适用于指骨骨头部或基底部的骨折。对于移位不明显或稳定的手部骨折,可以行石膏外固定或简单的克氏针内固定。

二、手术方式与麻醉方式

　　手术方式包括克氏针内固定术、微型钢板内固定术。麻醉方式为局部麻醉或臂丛神经阻滞麻醉。

三、非手术治疗的护理

(一)心理护理

患者因担忧骨折预后影响手部功能,易产生紧张、焦虑等不良心理。应耐心与其交流、沟通,介绍石膏、夹板固定的注意事项,并在生活中给予关照,以减轻或消除其心理问题。

(二)饮食护理

宜进食营养丰富、易消化的饮食,忌辛辣刺激食物,多饮水,多吃蔬菜、水果,保持大便通畅,防止便秘。

(三)体 位

抬高患肢,有利于静脉血液和淋巴液的回流,减轻局部组织的肿胀。

(四)疼痛护理

遵医嘱给予镇痛药物。

(五)小夹板外固定患者的护理

根据骨折部位选择相应规格的预制夹板、夹板外捆扎的绷带,松紧应适度。捆扎过紧可造成机体软组织或血管、神经受压致伤;捆扎过松会致使固定作用失效。夹板固定前后,应注意观察患肢远端有无感觉、运动及血液循环障碍等情况。抬高患肢,有利于肢体血液回流,减轻疼痛与肿胀。若患肢远端出现肿胀、青紫、麻木、活动障碍、脉搏减弱或消失等,应及时汇报医生。患肢肿胀加重或减轻,都可能使夹板松紧度发生变化,应根据受伤时间长短、肿胀程度及时调整夹板松紧度。为避免发生畸形愈合,固定后2周内,应根据病情需要及时行X线检查,以便了解骨折固定部位有无移位。加强功能训练,按骨折部位、骨折类型、愈合情况指导患者做好患肢功能训练,以早日恢复手部正常功能活动。

(六)石膏外固定患者的护理

1. 石膏外固定前患者的护理

包扎前应先清洗患肢皮肤,如有伤口应提前更换敷料。用棉纸作垫衬,包裹患肢在固定区域。在骨隆突处适当垫厚,以免固定后对局部造成压伤。操作时,助手必须维持患者患肢于功能位或固定所需体位。选择合适宽度的石膏绷带卷或折叠的石膏条带。协助包扎时,注意应自肢体近端向远端包扎,石膏卷缠绕肢体时每圈压住前圈的1/3,松紧要均匀适度,用手掌扶托肢体石膏型,以免手指扶托时给石膏型内面留下不平的指压痕,进而压迫皮肤,造成局部压疮。包扎时一般应露出远端指,以便固定后观察。固定后,将石膏型边缘修齐,注明包扎日期,石膏未干涸前在有伤区域事先"开窗",以便日后换药,10~20min内垫妥患肢所需位,避免患肢活动导致石膏型折裂,必要时可用灯烤或热吹风,促进石膏尽快干燥,起到定型固定作用。

2. 石膏外固定后患者的护理

抬高患肢,有利于肢体远端血液回流,减轻疼痛肿胀。48h内注意观察患肢远端感觉、运动和血液循环情况,了解有无石膏型局部压迫现象,如有疼痛、麻木、活动障碍等异常表现,应及时通知医生。出现石膏内肢体组织疼痛时,勿填塞棉花敷料,勿使用止痛药,必要时须"开窗"检查或打开石膏型。指导患者进行功能训练,伤后1~2周内,学会做石膏型内肌肉舒缩活动,防止肌萎缩、关节僵硬等。拆除石膏后,使用温水清洗皮肤,应涂擦皮肤保护剂,指导患者继续进行功能训练,尽快恢复患肢关节的正常活动。

四、手术前护理)))

　　早期对原来的创面进行清创工作,合理使用抗生素。术前完善各种检查,如出凝血时间、血常规、尿常规、肝功能、肾功能、电解质、血型、心电图、胸部及手部X线等检查。向患者详细介绍手术的重要性、必要性、安全性及手术前后的注意事项,消除患者的紧张恐惧心理,以增加患者战胜疾病的信心。行切开复位内固定的患者,术前1d常规行皮肤准备,做好药物敏感试验,术前禁食12h,禁饮4h,必要时术前留置导尿。

四、手术后护理)))

(一)一般护理

　　按骨科术后常规护理措施进行护理。手部软组织少,术后患肢易发生肿胀,疼痛剧烈,血液循环差,需持续照射红外线灯。注意观察术后4d内患者体温的变化,若体温持续升高,则应考虑感染的可能。

(二)体位护理

患者取平卧位,用枕头将患手垫起抬高,略高于心脏10cm水平,以促进血液回流,减轻肢体肿胀;也可使用穴位贴敷等,通经活络。患者取坐位或立位时,应将患肢悬吊于胸前而不是下垂或随步行摆动。

(三)切口及肢端血运的观察

观察伤口渗血、渗液的性状、量、颜色,以及患指远端血运、感觉运动、肿胀情况、外固定包扎的松紧度。对于指骨骨折合并软组织缺损行皮瓣修复术的患者,还要仔细观察患肢皮瓣色泽,并于术后3d每2h测1次皮温,并与健侧对比。若皮温降至27℃以下,则提示动脉血液循环障碍。做好护理记录,有异常情况及时报告医生。指导患者保护伤指,避免伤口污染。

(四)疼痛护理

发生疼痛时,指导患者做深呼吸运动,正确使用减轻疼痛的方法,如暗示疗法、音乐疗法、放松疗法及支持疗法,耐心讲解疼痛的原因、性质及持续时间,使患者心中有数,对疼痛有思想准备,分散痛觉感受力。根据患者对疼痛的耐受情况,遵医嘱给予镇痛药物。

(五)功能训练

克氏针固定后按术后一般护理措施进行护理;克氏针固定6~8周,结合X线表现,可选择拔除克氏针后,再进行功能训练。微型钢板固定后除接受术后一般护理外,还应对患者进行早期功能训练,如单纯指骨骨折的功能训练、伴有肌腱损伤的指骨骨折的功能训练、掌指关节与指间关节的训练。

1. 单纯指骨骨折的功能训练

手术麻醉消失后即可进行肩、肘、腕关节的适当活动。术后2~3d,患者创口疼痛减轻,鼓励患者进行掌指关节和指间关节的主动、被动运动,活动以患者能耐受为度,3次/d,10~15min/d。术后第1周,患者创口疼痛基本消失,伤指肿胀明显减轻,鼓励患者加大活动强度及活动时间,3次/d,20~30min/次,以患者主动活动为主。一般在术后2周左右,掌指关节及指间关节活动范围能基本恢复正常(掌指关节屈曲0°~90°,伸展45°;近端指间关节屈曲0°~100°,伸展0°;远端指间关节屈曲0°~90°,伸展0°~10°)。

2. 伴有肌腱损伤的指骨骨折的功能训练

术后第1周,在石膏的保护下每天被动活动掌指关节10min,活动范围为5°~10°。第2周,即可开始少量轻度主自活动,5min/d,活动范围增大为10°~20°。第3周,20min/d。第4周,30min/d。拆除外固定后,逐渐加大活动力度、次数及范围,指导患者进行日常生活锻炼,如穿衣服、梳头、使用餐具等;注意每天必须坚持锻炼,被动运动之后接着进行主动运动,运动量从小到大,循序渐进,以出现可以忍受的酸痛为度,避免过度疲劳,直至完全康复。

3. 掌指关节与指间关节的功能训练

用力握拳及伸直手指,用力握住各种形状的物体,如小球、小杯子等训练肌肉。用患手弹球、下棋,训练手指的协调性。用拇指与其他4指指腹相对或捏拿各种物品,以训练对指功能。用分离器训练外展活动,用手指夹笔、纸等训练手指内收功能。采用工艺疗法,增加趣味性。在患手活动进行到一定程度时,指导患者作适当的精密活动,如用筷子夹豌豆、捏黏土、塑泥人、绘画、写字等,以训练手指屈伸、内收、外展功能及手的协调性。

五、出院指导

(一)心理康复指导

向患者及其家属说明功能训练对掌指骨骨折治疗与康复的重要性,根据患者及其家属的心理状态,做好心理疏导。使患者及其家属保持良好的心理状态、树立正确的康复信念,积极主动地参与康复训练。

(二)功能康复指导

据患者个体情况帮助患者制订切实可行的训练计划,循序渐进地进行主动、被动运动,以主动运动为主、被动运动为辅,避免当肌肉失去神经支配或关节僵直时,才行被动运动。总之,功能训练是指骨骨折康复的基础和主体,再辅以理疗、按摩等。

(三)饮食及休息指导

宜进食营养丰富、清淡、易消化的食物,多食水果、新鲜蔬菜等含有大量锌、铁等微量元素的食物,可保持大便通畅。同时,保证充足的睡眠,有利于患者病情恢复,如因疼痛影响睡眠,可适当口服止痛药来促进睡眠,让身体保持良好状态。

参考文献

[1] 顾玉东,王澍寰,侍德.手外科手术学[M].2版.上海:复旦大学出版社,2010.

[2] 胡洪涌,韩同坤,阳闽军,等.克氏针与微型钢板置入内固定治疗掌指骨骨折的比较[J].中国组织工程研究与临床康复,2011,15(26):4880－4884.

[3] 刘欢,李崇杰,梁晓旭等.微型钢板与克氏针治疗指骨骨折的疗效比较[J].实用手外科杂志,2019,33(1):88－89.

[4] 夏翠兰.指骨骨折患者的护理体会[J].中国医药导报,2010,7(31):88.

[5] 谢燕敏,刘慧芝,周艳梅,等.微型钢板内固定术在掌指骨骨折患者中的治疗及康复护理[J].中国医药科学,2019,9(18):148－150.

[6] 中华中医药学会.中医骨伤科临床诊疗指南[M].北京:中国中医药出版社,2019.

（李明敏）

案例七 超声引导下痔动脉结扎+混合痔切除术围手术期护理

　　患者毛某,男,42岁,一年前劳累后出现便后肛周肿物脱出,可自行回纳,伴间歇性便后鲜血,喷射状,大便每日1次,柔软呈条状,便后无明显疼痛,无脓血便、黑便,无恶心呕吐,无腹胀腹泻,无发热盗汗。肛门视诊:肛门口痔团突出,部分可见黏膜覆盖,质软,无充血肿大,无破溃渗血,无触痛。直肠指检:肛管张力正常,齿线上下触诊可及数枚肿大痔团,直肠内未扪及肿块,指套退出无染血。为进一步诊治,门诊以"混合痔"收入院。

　　既往史:既往体健,否认其他疾病史及过敏史。

　　个人史:吸烟史20年,10支/d,未戒烟;饮酒史20年,白酒2两/d,未戒酒。

　　患者完善术前各项检查及相关宣教,在腰麻下行"超声引导下痔动脉结扎＋混合痔切除术"。术后安返病房,入病房时患者神志清,肛门纱布填塞,肛周切口敷料覆盖,外观干燥,双下肢感觉、活动未恢复,足背动脉搏动存在,带入一路外周静脉通路,输液通畅。医嘱予以Ⅱ级护理、腰麻术后常规护理、半流质饮食,并予以抗感染、止血、预见性止痛等对症治疗。压疮风险因素评分为19分,自诉切口目前无疼痛,VTE评分为2分,营养评分为0分,Barthel评分为中度依赖,已汇报医生。术后诊断:混合痔。

一、定　义

　　从广义上讲,痔切除术适用于非手术治疗无效、症状进行性加重,以及不适合非手术治疗或外痔严重需要手术切除的患者;还适用于合并其他肛门直肠疾病,如肛裂、肛瘘或脓肿需要手术治疗的患者;无法忍受门诊治疗或行抗凝治疗的患者需要确切止血的,也适合手术治疗。超声多普勒引导下痔动脉结扎术是通过超声多普勒探头引导行痔动脉结扎,可减少痔团的血供,有效治疗出血症状,适用于Ⅱ～Ⅳ度的内痔。超声多普勒引导下痔动脉结扎术对混合痔有较好的疗效,术后疼痛轻、水肿轻、创面愈合快,皮赘残留少,基本上无肛门狭窄并发症。

二、手术方式与麻醉方式

　　痔切除术有三种手术方法:开放手术、闭合手术和环状切除术。
　　超声引导下痔动脉结扎术是将特制的一次性肛门镜与超声多普勒痔动脉检测诊断仪连接(图7-1),肛门镜反复轴向旋转,直到确认一条痔滋养动脉,然后将滋养动脉缝扎。肛门镜内有一个凹槽,使得可以方便地完成探头近侧的缝合。通过"8"字缝合结扎一条滋养动脉,通过探测多普勒信号可以立即评估并确认结扎效果,然后转动肛门镜结扎下一条供血动脉。通常需要识别缝扎4~6条动脉,但不同患者的动脉有各自独特的解剖学结构。痔动脉结扎术也要在手术室中进行,麻醉方式为腰麻或全麻。

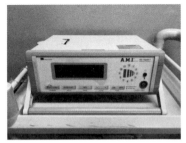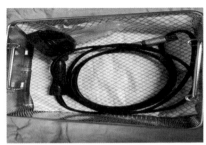

图7-1　经肛门痔动脉结扎术适用的特制肛门镜

三、手术前护理

(一)体格检查

患者入院后需进行系统检查,了解患者一般情况,做好术前准备。通过血常规注意有无贫血,如血红蛋白较低,则术前应予以相应治疗。通过血清白蛋白水平可了解患者营养情况,营养状况差会影响术后恢复。了解凝血功能有无异常,确定有无手术禁忌证。在直肠、肛管疾病的检查中,患者的体位很重要,体位不当可引起疼痛或遗漏疾病,所以应根据患者的身体情况和检查的具体要求选择不同的体位,如左侧卧位、膝胸位、截石位、蹲位和弯腰前俯位(图7-2)。

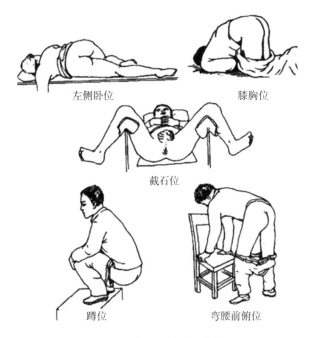

左侧卧位　　　　　膝胸位

截石位

蹲位　　　　　弯腰前俯位

图7-2　直肠肛管检查体位

(二)心理调适

肛门疾病患者一般病史长,患者长期受病痛折磨,加上便血等疾病因素以及社会支持等外界人文环境因素共同作用,患者术前往往会表现出复杂的心理变化,护士要详细了解患者的心理状况,有针对性地对患者进行确实需要的、符合实际的心理护理。

(三)饮　食

术前正常饮食,避免辛辣刺激性食物,术前晚8点开始禁食,晚10点开始禁饮。

(四)胃肠道准备

一般此类手术无需特殊的肠道准备。可在术晨排空肠道,清洗肛周皮肤。

(五)睡　眠

术前晚保证充足的睡眠,必要时遵医嘱使用助眠药物。

(六)床上大小便训练

术前一天嘱患者训练在床上大小便,为术后排尿做好准备。

(七)生活方式改变

戒烟戒酒。

(八)术前准备

手术前一日在病区内进行术前准备工作,包括:皮试、术前指导、麻醉科会诊、沐浴更衣等。

四、手术后护理

(一)卧　位

腰麻术后一般需去枕平卧6h,必要时可增至8h,甚至12h。腰麻又称蛛网膜下腔麻醉,腰麻时需刺破硬脊膜,硬脊膜内有脑脊液和脊髓,针孔的存在可能导致脑脊液外渗,使硬脊膜内压力降低,进而导致低颅压性头痛。头痛特点是坐起时明显,平卧后缓解。予以卧床一周左右及补液,多饮水,日间可饮用咖啡等对症治疗,一般均可恢复。

(二)疼痛护理

疼痛是潜在的组织损伤所产生的不愉快感觉和情感体验。术后疼痛是人体对组织损伤和修复过程的反应。术后疼痛会增加患者痛苦,使其产生焦虑、紧张、抑郁等不良情绪,且手术患者术后疼痛与负性情绪呈正相关,与乐观呈负相关。超声引导下痔动脉结扎术虽然可减轻术后疼痛,但往往还是会因为患者的耐受程度及社会经历等原因产生一定程度的疼痛,引起患者生理、心理及行为变化,导致机体免疫及代谢紊乱,出现焦虑、紧张、恐惧等心理,加之肛门周围神经较丰富,容易因排便、换药等加剧疼痛,影响患者恢复,故有效的疼痛护理对患者的预后至关重要。根据刺激源不同分为自觉疼痛和刺激性疼痛。自觉疼痛主要发生在术后24h内,是手术切口损伤造成的;刺激性疼痛是指术后换药等治疗措施刺激切口创面引起的疼痛。根据疼痛的性质不同,分为肛门内括约肌痉挛性疼痛以及因术后局部组织水肿、微循环障碍导致神经末梢血供减少等原因引起的缺血性神经痛。术后患者切口疼痛较轻,护士可指导家属陪护,与患者交流转移注意力,疼痛剧烈时,可遵医嘱予以止痛剂,如盐酸曲马多注射液、盐酸曲马片剂等。

(三)饮食护理

腰麻术后需禁食禁饮6h,6h后改半流质饮食。进食时宜取低坡卧位或侧卧位,防止呛咳以及低颅压性头痛的发生。术后宜进食营养丰富、易消化、易吸收的食物,原则为"先稀后稠",同时禁止患者食用辛辣、油腻、温热性以及刺激性食物。术后当天,患者可先进食流质,如米汤、蛋汤等,不宜饮用牛奶以及含油脂较多的汤类,避免食用豆浆、牛奶、藕粉、米粉等不易消化的食物,尽量将患者的排便时间控制在24h以后。术后3~5d,患者可进食土豆泥、豆腐等无渣食物,同时鼓励患者定时排便。为了保障患者的营养和促进排便的畅通,应指导患者多食用营养丰富的蔬菜、水果,如苹果、香蕉、芹菜、菠菜等,多饮水,保持大便通畅,但是应提醒患者避免饱餐。术后5~7d,患者可以开始食用鱼、肉等蛋白质含量高的食物,但是需禁止食用生冷食物。

(四)排尿护理

排尿困难及尿潴留是混合痔术后常见的并发症。

1.相关因素

导致混合痔患者术后排尿困难和尿潴留的相关因素主要有八方面。

(1)年龄、性别因素:年老体弱者术后易发生排尿困难,是腹肌和膀胱平滑肌收缩无力所致。男性患者术后排尿困难、尿潴留发生率高于女性。

(2)精神心理因素:部分患者心理应激反应强烈,或对手术有恐惧感,不适应医疗环境,易造成精神过度紧张;少数患者将注意力过度集中于肛门会阴部,致使尿道括约肌紧张痉挛;有些患者术后对排尿过度紧张,即使膀胱并不充盈,亦不断临厕,均可导致排尿困难或尿潴留的发生。

(3)排尿习惯改变:术后部分患者由于不适应新环境、不习惯床上排尿、不敢用力排尿、不敢下床站立排尿而发生排尿困难、尿潴留。

(4)补液过快过多:术后为预防感染、止血和营养支持,需要给予患者补液治疗。麻醉期间膀胱负荷超限是术后排尿困难发生的主要原因;麻醉后排尿反射受到暂时性抑制,术中和术后静脉补液速度过快、静脉输注液体量过多,造成术后膀胱充盈过早,自主排尿无力,亦可导致排尿困难或尿潴留的发生。

(5)直肠内压迫性因素:肛管直肠内敷料填塞是引起排尿困难、尿潴留的重要直肠内压迫性因素。混合痔术后需要在肛管直肠内填塞敷料来达到局部压迫止血的目的。如果敷料填塞过紧过多,造成对膀胱颈部肌肉和尿道括约肌的直接压迫,则可引起刺激性尿潴留或异物压迫性尿潴留。其次,粪便嵌塞也是引起直肠内压迫的因素之一。由于患者术后排便时切口疼痛,或术后担心引起切口疼痛或感染而害怕排便,因而不能及时排空粪便,可导致直肠腔扩张,压迫膀胱颈部肌肉和尿道括约肌,从而引发排尿困难。此外,肛门括约肌和尿道括约肌均由骶2~4神经支配,直肠内粪便嵌塞,会持续造成肛门括约肌痉挛,反射性引起尿道括约肌痉挛,从而发生排尿困难。

(6)术后疼痛:由于肛门周围神经受体神经支配,阴部内神经发出分支成为肛门神经、会阴神经和阴茎神经,膀胱部、尿道部和肛门部的神经分布在会阴部有广泛而密切的联系。肛门部神经对疼痛感觉非常敏感。混合痔术后切口疼痛刺激和损伤等因素,造成肛门括约肌痉挛,反射性引起膀胱颈部和尿道括约肌痉挛,逼尿肌松弛,引起神经性、反射性排尿困难和尿潴留。

(7)手术刺激:由于手术过程中对肛管前部组织注射药物过量,使得肛管局部过于膨胀;或结扎组织过多,或使得肛管局部张力过大,均可造成对尿道的压迫。其次,术中操作过于粗暴,对肛门直肠及周围组织过度牵拉,造成损伤过多,肛门括约肌紧张痉挛,反射性引起尿道括约肌痉挛,均可引起尿潴留。

(8)麻醉影响:肛门肌肉和膀胱颈部肌肉的神经支配均来自骶2～4神经。骶麻和腰麻在阻断肛门部感觉功能的同时,也阻滞了骨盆内脏神经,造成膀胱平滑肌无力收缩而引起排尿困难;另外,大量麻醉药物的使用也可引起术后排尿困难;当局部麻醉效果不完全时,也可引起肛门括约肌紧张,并造成膀胱和尿道括约肌反射性痉挛,引起排尿障碍和尿潴留。

2.预防与治疗措施

为预防急性尿潴留,降低导尿概率,保证尿路通畅,预防泌尿系统感染,应告知患者术前、术后当天少饮水,术后第2天可以多饮水。如发生排尿困难,可首先给予改变体位、听流水声等心理诱导方式辅助排尿,也可根据病情进行下腹部按摩、热敷。

(1)热敷法:将热水袋或热毛巾置于患者膀胱区和会阴部,促使膀胱部肌肉和尿道括约肌松弛而排尿。热敷时温度要求为中青年人保持在60℃左右,老年人保持在50℃左右。此法对排尿困难时间较短、膀胱还未过度充盈者常有很好的效果。

(2)按摩法:手指并拢,轻柔地在患者膀胱前部和底部反复按压,可增强膀胱平滑肌收缩力,促使患者排尿。

采取以上措施均未能解除排尿困难者,可予以导尿。急性尿潴留患者导尿时,严格执行无菌操作,一次排尿量不能超过1000mL,以防导尿后膀胱痉挛性疼痛或膀胱黏膜水肿出血。留置导尿期间应注意夹闭导尿管,以利于早日形成膀胱反射。

(五)排便护理

保持肛门清洁、减少便秘是术后伤口愈合的关键。术后24h内,应控制排便,防止肛门局部水肿、出血。以后养成每日定时排便的习惯,排便时间以2~3min为宜,便时勿久蹲,勿过分用力,排便后可用温水清洗肛门。为保持大便通畅,可术后遵医嘱口服麻仁润肠丸、复方聚乙二醇电解质散等润肠药物,应多饮水或蜂蜜水、果汁、青菜汁等。指导患者按摩左下腹、温水坐浴等人工诱导刺激排便的方法。告知患者第一次排便常伴有少量鲜血,是粪便摩擦创面所致,是正常现象,不要惊慌。

(六)术后出血护理

手术后密切观察伤口,注意伤口敷料有无渗血,敷料压迫有无松动或脱落。手术当天,嘱患者取舒适体位;术后24h内,可在床上适当翻身,但不宜下床,以免肛周敷料脱落而渗血;术后第2天,可适当下床活动。观察患者是否有腹胀感、便意以及烦躁不安、心慌、脉搏细弱等病情变化。一旦发现患者有出血倾向,则要严密观察生命体征和伤口。对位置低、面积小的创面出血,可用带有去甲肾上腺素的敷料压迫止血;对活动的出血点无法压迫止血时,应行结扎或缝扎止血;对位置较高的继发性大面积渗血,无法采用压迫填塞止血时,可使用冷盐水 100mL 加去甲肾上腺素缓慢保留灌肠,同时配合应用止血药物,应用此法时,注意观察患者的体温变化,因为冷盐水保留灌肠有降温作用;如再无法止血时,应做好急诊手术的准备,进行手术止血治疗。

(七)术后水肿护理

混合痔术后肛缘水肿是术后常见的并发症。据相关报道,混合痔术后水肿的发生率为 20%～40%,且水肿会加重患者的痛苦,延长病程。肛门术后局部水肿的主要原因是术后患者肛门部疼痛,引起肛门括约肌反射性痉挛,以及术后大便难解或者腹泻,导致久蹲或努挣,进一步导致腹压增高,最终使血液、淋巴液的回流受阻,进而形成水肿。因此,术后控制疼痛、饮食护理、排便护理非常重要。指导患者术后当天尽量采用流质饮食,避免当天解大便,之后多食高营养、高蛋白的食物,以保证每日身体所需的能量,促进创口的愈合,鼓励患者多食富含粗纤维的食物,如蔬菜、水果,以利于肠道蠕动,顺利解出大便,并多饮水,防止发生大便秘结,加重水肿。

（八）中医治疗在术后的应用

中医中药在防治直肠肛门疾病方面有丰富的临床应用经验。

1. 中药坐浴疗法

中药坐浴疗法在我国有两千多年的历史,属于中医外治法的一种,在外治法中占有重要的地位。具体而言,其是在中医理论指导下,通过辨证选用一定的中药,经过水煎加工或中药液,配兑热水进行局部坐浴,温热的药物通过体表直接作用于机体,达到疏通经络、祛风除湿、活血化瘀、消肿止痛的治疗作用。目前,还有中药熏蒸座椅(图7-3),使用既方便又安全。在坐浴前,向患者讲解坐浴治疗的作用,监测患者心率、血压、体温,查看有无出血,排空大小便,如患者心率、血压不稳,可适当进行调整休息,令心率、血压平稳后再坐浴。不管在熏蒸过程中或是坐浴过程中,严格控制药液温度,避免造成皮肤和黏膜烫伤。老年人的神经感觉能力非常迟钝,所以对老年患者要特别重视。等待水温降低到38～42℃时再进行坐浴,熏蒸加坐浴时间通常在15min左右。进行坐浴时,护理人员要勤于巡视,防止发生摔倒、滑倒致伤等。密切观察患者神志、精神、面色、心率、血压等生命体征,如出现异常需要立即停止坐浴,并快速报告医生进行相应处理。坐浴时,创面需要与药液充分接触,保证适宜的坐浴时间,时间太短无法达到最大的治疗效果,时间太长又会阻碍切口创面肉芽组织生长,过长时间坐浴还可能引起切口创面的血凝块与痂皮软化脱落,失去其保护切口的作用,从而影响切口愈合速度。女性患者月经期或有急性附件炎时,严禁坐浴,防止感染。坐浴后检查患者切口是否出现异常,整理好坐浴器具,及时对器具进行清洁消毒,以备下次使用。

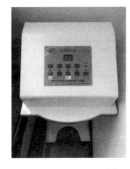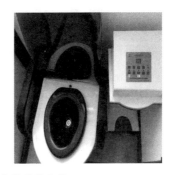

图7-3 中药熏蒸座椅

2.穴位敷贴

穴位敷贴技术是将药物制成一定剂型,敷贴到人体穴位,通过刺激穴位,激发经气,达到通筋活络、清热解毒、活血化瘀、消肿止痛、行气消痞、润肠通便等作用的一种操作方法。通过药物刺激神阙、天枢、气海、关元等穴位,可以促进胃肠蠕动,增强便意,改善排便困难,同时神阙穴(图7-4)还有健脾、益气、补肾之功。

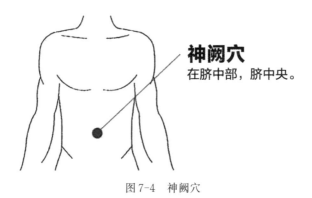

神阙穴
在脐中部,脐中央。

图7-4 神阙穴

五、出院护理

(一)饮　食

患者出院后多吃含粗纤维的蔬菜和水果,如菠萝、韭菜、香蕉和梨等;习惯性便秘的患者可经常食用蜂蜜、炒黄豆、瓜子等具有润肠通便功效的食品,以保持大便通畅;饮食应该清淡,每天限制食盐摄入量,不要吃刺激性强的食物;补充丰富的营养,忌食易引起大便干燥的食物,如山楂、橘子等,禁烟酒。

(二)日常生活起居

患者术后不要剧烈运动,减少走路,卧床休息2周,这样可避免伤口边缘因用力摩擦而形成水肿,延迟伤口愈合的时间。2周后可进行轻体力劳动及工作,但避免久坐久站。创面愈合后3个月内,不要长时间骑自行车,以防愈合的创面因摩擦过多而引起出血。

(三)肛门功能训练

提肛运动是指有规律地往上提收肛门,然后放松,一提一松就是提肛运动,是一种既简便又实用的肛门功能训练方法,是促进肛门手术后患者伤口和肛门功能恢复的一种较好的方法。提肛运动站、坐、行均可进行,每次持续5～10min。提肛运动可以促进局部血液循环,预防痔疮等肛周疾病。

方法如下:①平躺、双膝弯曲;②收缩臀部的肌肉向上提肛;③紧闭尿道、阴道及肛门(它们同时受到骨盆底肌肉支撑),此感觉如尿急,但是无法到厕所去必须闭尿的动作;④保持骨盆底肌肉收缩5s,然后慢慢地放松,5~10s后,重复再收缩。运动的过程中照常呼吸,保持身体其他部分放松。用手触摸腹部,如果腹部有紧缩的现象,表示运动错误。

在做提肛运动的过程中,肌肉的间接性收缩起到"泵"的作用,以改善盆腔的血液循环,缓解肛门括约肌,增强其收缩能力。肛门疾病术后患者,肛门括约肌存在不同程度的损伤,此时有效地进行肛门功能锻炼,可以改善局部的血液循环,减少痔静脉的淤血扩张,增强肛门直肠局部的抗病力,促进伤口愈合,以避免和减少肛门疾病的复发。临床上主张早期进行肛门功能锻炼,一般可在术后第3天开始进行,逐渐增加锻炼的强度,延长锻炼的时间。即使痊愈以后,也主张每天坚持进行锻炼。

(四)复查

出院1周后,门诊复查,之后遵医嘱定期门诊复查。

(五)健康指导

指导患者养成良好的排便习惯,每次排便不要用力,要及时治疗便秘,每次排便时间在10min内为宜。保持肛周皮肤清洁干燥,每次排便后用温水清洁。嘱患者要养成科学的作息习惯,生活有规律、健康,早睡早起,不暴饮暴食,多食营养丰富且易消化的食物,以防发生便秘。平时注意锻炼,劳逸结合,注重自我保护,在发生异常情况后要及时到医院就医。

参考文献

[1] 付细毛,叶茂.临床上混合痔术后水肿的治疗与护理体会[J].饮食保健,2018,5(4):121.

[2] 高洁.手术配合中药坐浴治疗混合痔护理体会[J].饮食保健,2019,6(15):248－249.

[3] 刘友和,毛晓伟,赖净.超声多普勒引导下痔动脉结扎加内痔围扎术治疗混合痔临床观察[J].中国药物与临床,2019,19(12):2051－2053.

[4] 沈洁,张旗.循证护理干预在防治混合痔术后排尿困难及尿潴留中的应用研究[J].河北中医,2016,38(3):446－449.

[5] 孙媛媛.肛肠科疾病术后并发症的护理体会[J].养生保健指南,2018,5:229－230.

[6] 魏雅丽,刘芬,彭鹰.疼痛专项护理在混合痔切除术后患者中的应用[J].齐鲁护理杂志,2019,25(10):87－89.

[7] 严娟娟.混合痔术后护理[J].特别健康,2017,21:166.

[8] 朱卫贤.中药穴位贴敷对混合痔术后排便困难的护理效果观察[J].特别健康,2017,20:260.

（林　李）

案例八·肾上腺肿瘤切除术围手术期护理

患者李某,男,53岁,主诉乏力头晕2个月。肾上腺增强CT示:右侧肾上腺走行区结节,肾上腺腺瘤可能大。为求进一步诊治来我院就诊,门诊拟"右肾上腺肿瘤"收住入院。入院时有手指发麻,无腰腹酸胀、疼痛不适。

既往史:"高血压"病史6年余,血压最高180/110mmHg,平时规律用药,具体方案为"苯磺酸氨氯地平片(5mg/片),1片,po qd",血压控制可。否认其他疾病及过敏史。

个人史:吸烟20年,未戒烟,无饮酒史。

患者完善术前各项检查及相关宣教,在全麻下行"腹腔镜右肾上腺切除术",术后全麻清醒,安返病房,带回右后腹膜引流管、留置导尿、右颈内静脉置管各1根。右后腹膜引流管接负压引流球引流通畅,引流出暗红色血性液体约10mL。切口敷料包扎,外观干燥。PCA 2mL/h微量维持下,诉切口持续性胀痛,NRS评分为1分。右颈内静脉置管在位,置入深度为13cm,固定好。留置导尿通畅,尿色清。患者双下肢穿弹力袜,足背动脉搏动存在。医嘱予以Ⅰ级护理,禁食,持续双鼻塞吸氧3L/min,持续心电监护,并予以抗炎、止血、补液治疗。BI评分为重度依赖,VTE评分为2分,已汇报医生。嘱患者进行踝泵运动,告知相关注意事项。同时,嘱陪床人员1名,拉上床栏。术后诊断:肾上腺肿瘤;高血压;低钾血症。术后病理:(左肾上腺肿瘤)皮脂腺瘤,大小为2.5cm×2cm×2cm。

一、定　义

肾上腺是体内重要的内分泌器官,人体肾上腺左、右各一,位于腹膜后,其下外侧与两侧肾的上内侧紧密贴近。肾上腺肿瘤是肾上腺局部组织细胞异常增生所形成的赘生物,可分为良性肿瘤与恶性肿瘤。

肾上腺肿瘤的手术方式包括开放肾上腺肿瘤切除术、经腹腹腔镜肾上腺肿瘤切除术、后腹腔镜下肾上腺肿瘤切除术、单孔腹腔镜下肾上腺肿瘤切除术、微小腹腔镜肾上腺肿瘤切除术及机器人辅助腹腔镜下肾上腺肿瘤切除术等。与开放手术相比,腹腔镜手术具有创伤小、恢复快的特点。

二、麻醉方式与手术体位

经腹腹腔镜肾上腺肿瘤切除术的麻醉方式为全麻,手术体位为侧卧位升高腰桥(图8-1)。

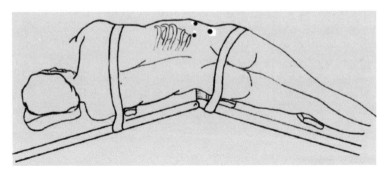

图 8-1　侧卧位升高腰桥

三、手术前护理

(一)心理护理

为患者营造一个安静、整洁、舒适的病房环境,认真做好肾上腺肿瘤疾病知识的讲解,使患者对疾病知识有充分的了解,消除其焦虑心理。

介绍同类疾病治疗成功的例子,让病区内同类手术患者现身说法,使患者充分信任医护人员,从而减轻其焦虑心理。

(二)戒　烟

嘱患者戒烟;术前 3d 指导患者练习有效咳嗽、排痰;术后如果排痰不充分,极容易出现肺不张,导致肺部感染的发生风险明显增加。同时术后用力咳嗽可能会引起创面出血,从而增加并发症的发生风险。

(三)饮食(禁饮禁食)

为防止腹腔镜手术后腹腔有直肠损伤、肠麻痹和腹膜炎的发生,嘱患者于术前1d进食少渣、少胀气类食物。术前禁食10~12h,禁水6~8h,以减轻胃肠道负担,防止麻醉后因呕吐引起的误吸和窒息。

(四)营　养

1.给予高蛋白、高维生素、高钾、低热量的清淡易消化饮食,同时限制钠的摄入量,必要时可口服补充钾。

2.根据血糖调整食物的种类与量。

(五)口腔护理

口腔是呼吸道的门户,细菌易通过口腔进入呼吸道,需及时治疗口腔慢性感染和溃疡。早晚刷牙,餐前餐后漱口,保持口腔清洁,防止术后呼吸道感染。

(六)睡　眠

术前晚保证充足的睡眠,必要时遵医嘱使用助眠药物。

(七)床上排便训练

因手术限制等,患者术后短时间需要在床上排便。指导患者床上排便,使其掌握床上排便的要领,避免排便习惯改变造成便秘,引起术后并发症。

(八)皮肤准备

给予皮肤准备,备皮时应加强脐部的清洁消毒,因为脐是腹部最容易藏污纳垢的部位,而腹腔镜手术进路多在脐部附近,故术前备皮应使用棉签沾甘油清洁脐部污垢,并保证脐内皮肤完好无损。还需要向患者讲解皮肤准备的目的和意义,以获得患者的配合。

(九)血压及用药护理

对怀疑为嗜铬细胞瘤的患者尤其应注意其血压情况;原发性醛固酮增多症患者术前应纠正低钾,行降血压处理;皮质醇增多症患者术前1d开始补充皮质激素,术前备氢化可的松。

肾上腺肿瘤患者术前血压控制十分重要,降血压常用α受体阻滞剂等,对心率偏快的患者,可以用普萘洛尔(心得安)等对症处理。责任护士应严格执行医嘱,尤其是夜间,做到准时给药、看服到口。对于情绪紧张的患者,可以建议医生给予适当的镇静处理,有利于血压的控制;同时密切监测血压情况并及时反馈给主诊医生,以调整治疗方案,使患者血压控制在正常水平,心率控制在90次/min以下。α受体阻滞剂有体位性低血压的不良反应,用药后,嘱患者多卧床休息,下床活动时要注意避免体位性低血压的发生。

(十)扩充血容量

肾上腺肿瘤患者,尤其是肾上腺嗜铬细胞瘤患者的外周血管长期处于收缩状态,血容量低,切除肿瘤或增生的腺体后,血压会急剧下降,可导致围手术期血压不稳定,术中、术后出现难以纠正的低血容量休克,升血压药物的应用时间将明显延长,甚至可危及患者的生命。因此,术前应用血浆代用品羟乙基淀粉及补液充分扩充血容量,可有效防止术中及术后发生血压急剧下降。

(十一)术前准备

手术前 1d,在病区内进行术前准备工作,包括皮试、术前指导、麻醉科会诊、备血、手术标识描记等。

四、手术后护理

(一)卧　位

腹腔镜手术采用全身麻醉,麻醉未清醒时,患者应去枕平卧头偏向一侧,以防止呕吐物引起呼吸道阻塞。麻醉恢复后可适当活动四肢,术后 6h 即可给予半卧位,以促进肠蠕动并利于引流管引流。

(二)严密观察病情变化

术后 24～48h 予以心电监护,注意患者体温、呼吸、血压、心率的变化。由于腹腔镜手术需建立人工气腹,术中 CO_2 在高压下可经微循环导致高碳酸血症,此时患者可表现为呼吸深而慢。因此,术后应密切观察患者呼吸频率、幅度和血氧饱和度,常规给予患者持续低流量吸氧,以提高氧分压,促进 CO_2 排出。同时,密切观察患者的血压,对于肾上腺皮质腺瘤的患者应谨防术后肾上腺激素分泌不足出现肾上腺危象。术后血压应根据术前患者血压调节,尤其是嗜铬细胞瘤患者,应较术前血压平稳下降 20～30mmHg,避免血压过低导致各器官灌注不足。还应密切观察患者的病情变化,发现异常情况及时报告处理。

(三)疼痛护理

责任护士及时做好疼痛评估,评估患者疼痛强度、部位及间隔时间等,术后遵医嘱应用止痛药,倾听患者主诉,及时给予可控式止痛泵止痛,教会患者转移注意力的方法如听音乐、聊天等以减轻疼痛。当患者疼痛剧烈时,及时通知医生紧急止痛,用药后再次评估患者疼痛是否有所改善。护理患者时,动作应轻柔,避免因护理原因造成患者疼痛加剧。教会患者咳嗽咳痰的方法,避免剧烈咳嗽咳痰造成切口疼痛。教会患者翻身及起身活动的方法,避免方法不当造成切口疼痛加剧,体贴安慰患者,最大限度减轻患者疼痛程度。

(四)口腔护理

禁食期间注意口腔卫生,每天进行2次口腔护理,病情允许后可改为早晚刷牙。不管是口腔护理还是刷牙,均建议加用漱口液漱口,以保证口腔及咽喉部清洁。

(五)饮食护理

手术当天至肛门排气前禁食禁饮。肛门排气后,可进流食,若无腹胀、腹痛等不适,可逐步过渡至半流食,禁食牛奶、豆浆、果汁、鸡蛋、糖果等易产气的食物。宜进食低热量、低糖、高蛋白、高钾、低钠、营养丰富、容易消化的食物,注意营养丰富,忌食生冷、产气、刺激性食物。对于原发性醛固酮增多症的患者,应根据血钾情况,指导进食含钾丰富的食物;对于库欣综合征患者,应注意清淡饮食。

(六)活动指导

对于术毕安全返回病房需取平卧位的患者,嘱其多活动双下肢,教会患者做踝泵运动,避免因术后长时间卧床造成下肢血液回流不畅引发血栓。对于回病房去枕平卧6h后的患者,应协助其每2h翻身1次,翻身时向健侧翻身,注意防止引流管牵拉或打折。术后第1天,将患者床头抬高至30°~40°,使患者保持半卧位,摇床时要缓慢,避免发生直立性低血压。患者半卧位5~10min后,可协助其坐起,双腿下垂床边,适量活动,活动量依据患者体力而定。当患者有体力可接受时,嘱患者坐5~10min后可缓慢起身站立,将引流管及尿管别于上衣下角及裤子上,协助患者在床周围活动,活动时注意观察患者有无心悸、出汗、憋气等,保证患者安全,注意保护管道和切口,避免腹内压增大导致出血。

(七)术后导管的护理

1.留置导尿管

(1)在留置尿管期间,由于患者肛门排出物、被褥或内衣裤触碰污染尿道口及周围黏膜,所以需每日进行尿管护理,并采用微碱性皂液或清水清洗会阴区和尿管近段。留置导尿管发生尿路感染的主要途径为自尿道外口上行的腔外途径,细菌生存方式主要是在导尿管表层的生物膜性生长。因此,责任护士需做好会阴护理,2次/d,防止尿路感染。

(2)保持引流通畅,避免导尿管受压、扭曲、堵塞。

(3)患者离床活动时,尿袋不得超过膀胱高度,防止尿液逆流。

2. 腹膜后引流管护理

(1)术后使用抗反流引流袋,做好引流管路标识,妥善固定好引流管(图8-2),定时挤压,防止压迫、打折及抻、拉、硬拽,保持引流管的通畅。若是引流袋,则每周按要求更换引流袋2次。术后患者卧床时,将引流袋或引流球用别针别在床上,防止引流管发生引流不畅或脱管;当患者翻身活动时,协助患者轻扶引流管,防止管路抻拉;当患者平躺时,将引流管平顺地置于床上,将引流袋别于床边;当患者起身下床活动时,将引流袋别于上衣下角处,保证引流管通畅,避免因高度不同造成引流液无法排出。

(2)密切观察切口情况,是否有渗出和活动性出血。切口敷料浸湿时要及时更换,保证敷料清洁干燥,防止脱落或浸湿,致使切口感染。保持腹膜后引流管的通畅,防止引流管扭曲、打折;顺向挤压引流管,避免被血凝块阻塞;妥善固定引流管,各班检查引流管安置的长度,告知患者及其家属术后留置引流管的重要性,同时密切观察引流液的颜色、性质及量。若1h内引流量>100mL且颜色呈鲜红色,同时伴有血压下降、心率增快,甚至出现休克症状,应及时通知医生,给予止血、补液药物,必要时手术止血。

(3)引流管一般于术后5~7d拔除。

3. 深静脉置管

最常见的深静脉置管是右颈内静脉置管(图8-3),偶尔也会在右锁骨下或腹股沟处进行深静脉置管。深静脉置管是在术中用作静脉补液及静脉麻醉使用,术后带入病房用于静脉输液。置管期间妥善固定,每班查看置管深度,避免牵拉,防止拉出,敷贴翘起时需要及时通知护士。

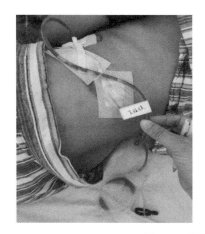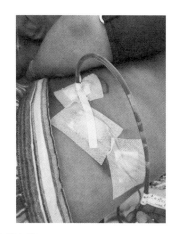

图8-2　腹膜后引流管

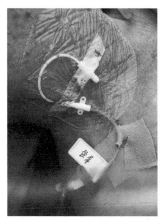

图8-3　右颈内静脉置管

125

4. PCA

PCA根据设定的流量会自动持续给药48h。在患者感觉疼痛时，可在给药按钮上按压一下，就会有一定额外剂量的止痛药快速进入体内。为了避免药物过量使用，PCA有一个安全保护机制，15min内多次按压仅有1次有效。

PCA的不良反应有恶心呕吐、抑制肠蠕动、尿潴留等。恶心明显时，可暂时关闭PCA，待恶心好转再开放PCA。发生呕吐时，将患者头偏向一侧，防止误吸，引起窒息。尿潴留是由于镇痛药物抑制了神经系统的反射作用，干扰了生理性排尿功能而引起的。如果患者不习惯在床上解小便，出现排尿困难等现象，可采取下腹部按摩、热敷、听流水声等措施，如效果不佳，则需留置导尿管。麻醉手术后镇痛药物可导致患者胃肠蠕动减弱，胃排空延迟，便意迟钝，患者易产生腹胀、便秘。发生腹胀、便秘时，宜进食易消化的半流质食物。

（八）用药观察和护理

功能性肾上腺皮质腺瘤的患者，术后均应给予糖皮质激素药物静脉滴注，以避免肾上腺危象的发生。静滴糖皮质激素药物时，应注意根据激素分泌规律准确足量给药，根据医嘱逐渐减量，减量速度不宜过快，避免心慌、头晕面红等不良反应的发生。术后血钾水平仍较低的患者，应定时检测，维持水电解质平衡，合理补钾。部分患者术后留置静脉镇痛泵，护理时应保证管道通畅，观察镇痛泵是否正常运转，及时发现不良反应，如头晕呕吐、低血压、腹胀等,必要时权衡利弊可暂停使用。

(九)预防术后静脉血栓

术后卧床可使血流滞缓,血液处于高凝状态,易致静脉血栓形成,因此术后需加强下肢功能锻炼。指导患者进行踝泵运动,预防术后静脉血栓:脚背向上翘起,感觉到大腿用力,维持 3~5s 后放松 2~3s,重复 8~10 次为 1 组,3~4 组/d。以踝关节为中心,做跖屈、内翻、背伸、外翻的 360°"旋转"运动。

(十)并发症护理

1.肾上腺危象

肾上腺危象是一种严重威胁患者生命的内分泌急症,又称急性肾上腺皮质功能减退或 Addison 危象,是指机体在严重感染、创伤、外科手术、严重精神创伤、分娩、大量出汗、呕吐、停用糖皮质激素等生理性或病理性应激情况下,肾上腺皮质激素分泌绝对或相对不足而引起急性肾上腺皮质功能衰竭的临床综合征。

肾上腺切除术后患者由于肾上腺素水平突然降低,极易出现急性肾上腺功能不全,导致肾上腺危象的发生,常在术后 24h 发生,表现为血压迅速下降、嗜睡、四肢酸痛、腹痛、心率明显增快、突然心悸、心率>130 次/min、大汗淋漓等症状,很快进入休克状态,一旦发生可因循环功能衰竭突然死亡,是肾上腺手术后严重的并发症。护理过程中应及时观察患者意识及生命体征的变化,倾听患者主诉,如 24~48h 患者出现软弱无力、心慌、出汗、恶心、呕吐及体温升高、惊厥、嗜睡或出现昏迷等症状,应警惕肾上腺危象的发生。

一旦患者出现上述症状,应立即报告医生及早判断,及时通知医生检测皮质醇水平,及时有效、足量、快速补充皮质激素,避免病情加重导致生命危险,并做好记录和交接班。

2. 术后出血

腹腔镜手术患者出血少、创伤小,但术后出血是腹腔镜手术较严重的并发症。术后护士应定时挤压引流管,严密观察引流液的颜色、量与性质,以及切口敷料有无渗血。切口敷料处渗血,引流液颜色鲜红、引流量>100mL/h,同时患者面色苍白,发生血压下降、心慌气短、心率加快、烦躁不安等休克现象,提示可能存在腹膜外出血,应立即通知医生及时给予输血、输液或血浆代用品,同时遵医嘱给予止血药物治疗,并做好二次手术准备。同时嘱患者卧床休息,密切观察出血有无持续进展。保持大便通畅,必要时遵医嘱应用开塞露,避免患者用力排便造成腹内压增高导致切口渗血,做好观察记录。

3. 皮下气肿

皮下气肿是腹腔镜手术特有的并发症,多是气腹压力过高、深部组织缝合不严密及手术时间较长等因素所致。医护人员需密切观察患者切口周围、腰背部、颈部、腹部皮肤有无肿胀、捻发音、握雪感等。气肿症状较轻者,一般无需特殊处理,告知患者原因并予以安慰,消除其顾虑,一般术后1~2d即可自行缓解。严重气肿时,患者可出现胸闷、胸痛及呼吸困难等症状。应指导患者进行有效的咳嗽与深呼吸,给予患者低流量吸氧,以促进二氧化碳排出,必要时可给予皮下穿刺放气等处理。

4. 高碳酸血症

由于后腹腔镜手术需使用CO_2气体,当压力过高或手术时间过长时,大量CO_2进入血液循环,易导致患者发生酸中毒。因此,术后应注意患者呼吸系统的护理,并监测患者动脉血气,观察患者有无疲乏、烦躁、呼吸深快等酸中毒症状。一旦发现异常,及时报告医生,同时给予持续低流量吸氧(2L/min),以提高血氧分压,促进CO_2气体排出。

五、出院护理

(1)出院后饮食以多维生素、多膳食纤维食物为主,多吃新鲜蔬菜、水果,保持心情舒畅,嘱定期监测血压、心率。

(2)术后3个月内避免剧烈运动,适当活动,注意休息,生活规律,劳逸结合,保持良好的心情。切口拆线1周后可淋浴,平时可用温水擦浴,切忌用力揉搓切口。若发现切口红肿、渗液、剧烈疼痛、不明原因发热或尿色、尿量异常,应及时就诊。

(3)口服激素需在医生指导下逐步减少剂量,如出现恶心、呕吐、乏力、消瘦、畏寒、发热等肾上腺功能不全症状,应立即到医院就诊。

(4)术后定期门诊随访,检查肝功能、血常规等,术后每3个月复查1次,6个月后每6个月复查1次。

参考文献

[1] 陈江英,许恩赐,江玮.腹腔镜巨大肾上腺肿瘤切除术18例报告[J].中国微创外科杂志,2015,15(10):910—912.

[2] 杜春燕.泌尿外科腹腔镜手术并发症原因分析及护理干预[J].临床医学教育,2013,3(12):37—38.

[3] 蒙桂琴,蒙湛东.腹腔镜肾上腺皮质腺瘤切除术后并发症的预防及护理[J].微创医学教育,2018,9(1):119—120.

[4] 吴伟,周诗,徐坪.后腹腔镜下肾上腺肿瘤切除术围手术期护理[J].临床医药文献杂志,2017,4(49):9592—9594.

[5] 赵旭,赵璐,严向明,等.细菌生物膜的形成与导管相关性尿路感染的关系[J].中华医院感染学杂志,2017,27(18):4154—4157.

（林　玲）

案例九 — 颈椎前路减压融合内固定术围术期护理

　　患者杭某,女,56岁,高处坠落致四肢瘫痪4h。急送至我院急诊,查颈椎CT平扫示:C_7椎体压缩性骨折并后方半脱位,继发椎管狭窄及脊髓损伤。为进一步治疗,6月25日急诊以"C_7椎体压缩性骨折伴脱位、脊髓损伤、四肢瘫"收入院。查体:颈部肌肉紧张,颈托固定,C_7棘突及椎体旁有压痛,双乳头平面以下痛温觉消失;双上肢肌力3级,握力2级,双下肢肌力0级。入院后予以鼻导管吸氧3L/min。心电监护:律齐。患者自诉有胸闷不适。予以大剂量激素冲击治疗,予以颅骨牵引,重量为6kg。患者小便难以自解,予以留置导尿,固定妥。予以卧气垫床,保持床单位和尾骶部皮肤清洁、干燥,加强协助翻身,并嘱加强自身营养。告病重、病危。继续观察病情变化。6月30日患者主诉颈部酸胀、疼痛,给予持续颅骨牵引,牵引重量为6kg,患者双上肢肌力逐渐减退,T_3平面以下痛、温觉消失;双上肢肌力2级,握力2级,双下肢肌力0级。7月1日,行"颈前路减压＋椎间融合＋前路自锁钢板内固定术"。术后予以

Ⅰ级护理,软食,患者情绪稳定,鼻导管吸氧3L/min。心电监护:律齐。患者自诉无胸闷不适,颈部切口敷料外观干燥,PCA 2mL/h维持下切口酸胀痛,切口引流管1根接负压饼,引流通畅,T_3平面以下痛、温觉消失;双上肢不能上举,能平移,双手五指能屈曲,不能握拳,双下肢瘫痪。留置导尿通畅,尿色清。床边备气切包、吸痰装置,测肌力感觉q2h,密切观察病情变化。

一、颈椎前路减压融合内固定术适应证

1. 颈椎爆裂骨折,骨折块向后移位压迫脊髓者。

2. 颈椎损伤伴腰椎间盘突出压迫脊髓者。此种情况多见于颈椎后伸损伤或压缩损伤,MRI可提供明确诊断。

3. 陈旧性颈椎骨折脱位未复位,或向后成角畸形愈合,脊髓受前方压迫呈不全瘫者。

二、麻醉方式及体位

麻醉方式为颈丛麻醉、局部麻醉或全麻。患者仰卧于手术台上,项肩部置小枕,使头略后仰,头向前居中,不左或右旋。

三、手术前护理 》》

（一）常规准备

1. 在手术实施之前，要根据患者的具体年龄和营养状况，对患者进行有针对性的"三高饮食指导"，即指导患者多食用高热量、高蛋白、高维生素的食物，增强患者的体质，提高患者机体的组织修复和抗感染能力。

2. 协助临床医生完成各种必要的术前检查，对患者的各种检查资料进行收集和整理。

（二）心理护理

突然致伤、出现不同程度的脊髓功能损害、特殊手术部位都会易使患者因担心手术效果而产生恐惧、焦虑、悲观等心理反应。我们应关心体贴和耐心开导患者，向患者及其家属说明手术的必要性；请同类疾病痊愈患者现身说法，介绍术后疼痛时间及止痛方法，说明情绪与疾病的关系，使患者有充分心理准备配合治疗和护理。

（三）颅骨牵引护理要点

颅骨牵引是将颅骨牵引钳插入头顶部双侧耳珠连线正中两侧，颅骨外板之内，用于颈椎骨折及脱位的治疗（图9-1）。适应证：当颈椎因外力造成损伤或慢性病变导致颈椎不稳定或移位时，可利用颅骨牵引术，使颈椎固定及复位。

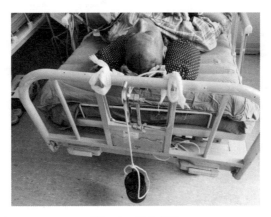

图 9-1　颅骨牵引

1.牵引重量

颅骨牵引要求从小重量开始,牵引重量视不同的损伤平面而定,并在连续 X 线观察下,逐渐增大至合适的牵引重量,牵引复位后,减轻重量维持牵引。需要注意的是,无严密观察的大重量牵引是不可行的,因为一旦发生颈椎过牵是非常危险的。

2.牵引体位

牵引体位正确与否直接影响着颅骨牵引的治疗效果。牵引重量应逐渐增加,每次护理巡房时需要观察牵引弓是否与地面接触,检查牵引弓松紧度,保持牵引绳在正确位置内。牵引过程中抬高床头 15~30cm,始终保持牵引绳、头、颈和躯干成一直线,保持牵引绳在滑槽内,防止牵引弓抵住滑轮或床头,牵引秤砣应悬空,防止着地或抵触床栏,避免牵引绳受压,患者颈部两侧分别放置 1kg 的米袋以固定颈部。

3. 牵引针眼护理

应定期检查牵引弓与颅骨交界区皮肤及进针点处有无炎症或水疱。在牵引孔处滴75%的酒精,每天3次;保持患者周身和室内清洁,减少污染,预防颅内感染。注意翻身时需要轴向翻身,与患者家属协同完成。

4. 密切观察病情

严密监测患者生命体征的变化,特别是呼吸情况和血氧饱和度。行颅骨牵引后需要观察患者的体温变化,若体温有明显波动(高热或低体温),则需要立即告知医生并协助处理。颈椎损伤患者如有脊髓损伤,可能发生脊髓水肿,从而可能影响患者呼吸肌,应嘱咐患者进行有效咳嗽咳痰和深呼吸。一方面可防止肺部感染,另一方面,可判断患者是腹式呼吸还是胸式呼吸。同时,注意观察患者四肢血液循环和感觉、肌力情况。

(四)体温失调的护理

由于自主神经系统功能紊乱,患者对环境温度的变化丧失调节和适应能力,常出现高热。体温异常是病情危重的先兆表现,治疗上除针对高热用药物降温外,护理上应积极采取必要的物理降温,如冰敷等;患者出现低温时可用热水袋保暖,热水袋温度<50℃,用布袋包好,防止皮肤烫伤,同时调节室温。

(五)激素冲击疗法的护理

甲基强的松龙对脊髓的保护作用主要与糖皮质激素的抗炎、

免疫抑制和抗过敏作用有关,主要作用为减少炎症病灶周围的免疫活性细胞,减少血管扩张,稳定溶酶体膜,抑制吞噬作用,减少前列腺素和相关物质的产生。受伤后8h内应用大剂量甲基强的松龙进行冲击治疗,甲基强的松龙具有减轻脊髓水肿的作用。药物维持时,应准确计算静脉滴注速度,以保证药物有效浓度。

1.严格掌握治疗方案

护士必须熟悉治疗方案,严格控制激素的输注速度,有条件的用输液泵。输液时加强病房巡视,观察输注速度是否准确和液体剩余量,以及时发现异常,确定药量是否按计划输入。

2.疗效观察

认真倾听患者的主诉,嘱患者活动四肢、脚趾等,评估患者肢体功能有无恢复,肌力有无增强,感觉障碍平面有无变化等,以了解药物的疗效。

3.预防及处理不良反应

应用大剂量激素冲击治疗会产生一些不良反应,如感染、消化道出血、心律失常、高血压、电解质紊乱及精神症状等,因此必须做好精心细致的护理。

4.预防感染

感染是冲击治疗的严重并发症,一旦发生感染,如治疗不及时,则控制比较困难,且激素的应用增加了患者伤口感染风险。因此,在治疗期间要加强对患者全身情况的观察,尤其是伤口的渗血、渗液情况,要保持伤口敷料干洁,有污染及时更换;同时保持病室内空气新鲜,加强对患者肺部、泌尿道等的管理,预防并发症。

5.预防消化道出血

意外伤害、巨大的创伤可引起患者发生急性应激性溃疡,而大剂量激素冲击治疗更易诱发消化道出血。因此,急性脊髓损伤患者在激素冲击治疗过程中,要常规应用胃酸抑制剂和胃黏膜保护剂。治疗中和治疗后,均应密切观察病情,注意观察患者呕吐物和大便的颜色,并做隐血试验检查;监测生命体征变化,并经常询问患者有无不适。

6.密切观察体温、呼吸、脉搏、血压的变化

脊髓损伤导致患者心率减慢,又在短时间内静脉注射大剂量激素,患者可发生心律失常、循环性虚脱等,所以冲击治疗前必须备好除颤器,治疗过程中必须给予患者心电监护及生命体征监测,发现异常及时报告医生处理。高血压患者可给予降压药物治疗。

7.注意水、电解质平衡

在治疗期间应定时抽血化验电解质,注意有无电解质紊乱,如有电解质紊乱须及时予以纠正;观察患者有无腹胀、心律失常等症状。

8.精神症状护理

大剂量激素冲击治疗易引起精神症状。在护理操作中要轻、稳,注意环境的安静,晚间按时熄灯,必要时可给予镇静剂。

(六)气管食管推移训练

在进行手术之前的3～5d,应指导患者或家属用一手的2～4指插入切口一侧的颈内脏鞘与血管鞘之间,向非手术侧进行持续性牵拉,另一手进行协助推移。牵拉的程度为使气管和食管越过中线。在刚开始的时候,每次练习持续20min左右,每天6～8次,以后可以逐渐延长到每次练习40min左右,每天3～5次。

(七)体位训练

颈椎病手术创伤性较大,术后患者需卧床。因此,护理过程中要协助患者进行仰卧位训练。患者取平卧位,肩下垫薄枕,使肩部充分后伸,暴露颈部,每天训练2次。

(八)佩戴颈托

在手术之前选择大小、松紧都比较合适的颈托,并在最短时间内教会患者或患者家属正确使用颈托的方法。正确佩戴颈托的方法:佩戴时患者先取侧卧位,操作者用双手牵拉头部,将颈托后半部置于颈后,再取平卧位,将颈托前半部置于颈部,使颈托前后边缘重叠,固定颈托。佩戴时在颈部、下颌部与颈托支具之间衬棉布,增加患者佩戴舒适感,避免支具与皮肤摩擦,降低压力性损伤的发生风险。在手术后立即佩戴颈托(图9-2)。

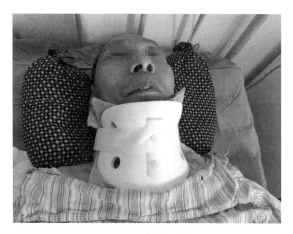

图9-2　佩戴颈托

(九)术前指导

1.注意冷暖,避免感冒,指导患者做深呼吸,有效咳嗽咳痰,以降低坠积性肺炎的发生风险。

2.嘱患者暂时禁食、禁饮,防止手术过程出现呕吐;禁吸烟,预防呼吸道感染。

3.做好常规术前准备,如皮试、备血、术后用物准备,告知手术衣裤如何穿着,去除首饰、眼镜、活动性义齿、接触镜、指甲油等。

四、手术后护理

(一)生命体征监测

1.在手术结束后的24h内对患者的生命体征进行密切观察。

每半小时测量1次患者的体温、脉搏、呼吸、血压,直至平稳为止,采取心电监护措施。

2.注意观察患者的呼吸情况。颈椎手术后要对患者呼吸的频率、节律及深浅度进行密切观察,采取常规低流量吸氧,鼓励患者进行有效咳嗽咳痰,防止由于术后血肿、喉头水肿、脊髓水肿而出现呼吸困难的现象。

3.在手术后对患者的脊髓神经功能进行观察。同时还要注意患者是否出现声音嘶哑、进食呛咳等现象,以防术中由于牵拉而对喉返神经和喉上神经造成损伤。

(二)体位护理

患者在术后必须保证绝对卧床,使颈部活动的可能降到最低,患者的身体要始终保持在直线水平状态,在变换体位的时候,采用轴线翻身方法进行翻身。

1.去枕平卧位时,在患者头颈部左右侧各放置一个米袋,以限制患者颈部活动(图9-3)。

2.术后6h协助患者定时翻身,翻身时不能对其头颈部和躯干进行旋转和扭曲。侧卧时,应给患者垫枕头,注意枕头的高度以颈椎水平为准,切忌太高或太低,避免颈椎弯折,影响手术后的恢复(图9-4)。

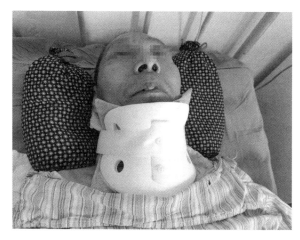

图 9-3　平卧位

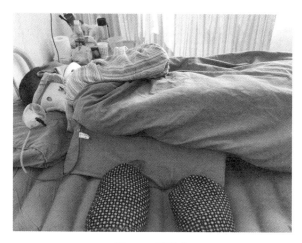

图 9-4　侧卧位

(三)饮食护理

为患者制定科学的饮食计划。患者在术后6h内,要保证绝对禁食,如果有必要还可以适当延长禁食时间。初期饮食以半流质食物为主,逐渐过渡到高蛋白高维生素易消化的普食。外伤截瘫患者消化能力降低,加上心理因素影响,易出现食欲不振,同时创伤后,体内蛋白质和脂肪大量消耗,体重迅速下降,均不利于患者的康复。因此,应注意调节患者的饮食,尽快补充营养以增强机体的抵抗能力。卧床早期,为避免腹胀,应适当限制饮食;2~3周后机体代谢趋于正常水平,应给予高蛋白、高脂肪、高碳水化合物、高维生素的饮食,如鸡蛋、瘦肉、排骨、豆制品、新鲜蔬菜、水果等。

(四)伤口出血及引流情况的观察和护理

颈部血肿压迫多发生于术后24~48h,前路手术常因骨面渗血或术中止血不彻底造成伤口内血肿。血肿大时可压迫气管,危及生命。因此,术后应密切观察切口敷料及引流情况,保持切口引流管通畅。颈椎前路手术患者,切口引流管通常接有负压引流装置,保持负压引流装置呈负压状态,以便及时将颈部切口内积血引流出(图9-5)。若发现切口敷料有渗血应及时更换。敷料渗血量大时,应立即告知医生,协助采取止血措施。患者颈部明显肿胀、增粗,出现呼吸困难、烦躁、紫绀时,在迅速通知医生的同时,应立即剪开颈部缝线,敞开伤口,除去血肿。

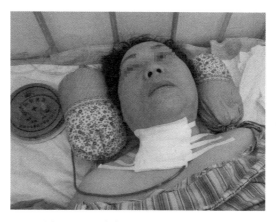

图9-5　颈前路切口引流管、引流装置

(五)康复锻炼

康复锻炼应尽早进行。卧床期间,要注意预防肌肉萎缩和关节畸形。为保持肢体和关节的良好功能,可用软垫、沙袋等将肢体垫好,穿矫形鞋或脚底顶硬板,以防足下垂和踝关节变形。康复锻炼包括被动锻炼和主动锻炼。对于瘫痪的肢体,早期即要注意保持各关节的功能位,护士应帮助患者进行被动锻炼,以防关节僵直变形和肌肉萎缩。一旦患者恢复主动运动能力,就应进行全面锻炼,包括上肢锻炼(做哑铃操、用拉力器、引体向上等)、下肢锻炼(下肢功能未恢复前,仍以被动锻炼为主,一旦患者可自主运动,尽量进行主动锻炼)、腰背肌锻炼、坐起锻炼(长期卧床者突然坐起会出现头晕目眩的症状,所以应先抬高头部30°~80°,逐渐扶坐、自立坐、床边坐,并注意防护,以防摔伤)、行走锻炼等。最好制订并完成每日的肌力训练计划,并评估肌力恢复情况。

(六)并发症的预防与护理

1.防止压力性损伤发生

脊髓损伤患者伴高位截瘫者较多,患者不能自主活动,皮肤长期受压,容易发生压力性损伤。患者应卧气垫床,要保持床铺平整、干燥,患者皮肤清洁、干燥;局部受压皮肤给予定时按摩,以促进血液循环,病情允许时,每2～4h给予轴位翻身并按摩骨突受压部位,受压部位可垫棉垫、软枕等以保护。下肢肌力差的患者,可将双下肢置于枕头上,悬空双足跟,可有效预防双足跟压力性损伤。对行牵引术者,每1～2h按摩枕后部1次,以预防压疮。同时注意加强患者营养,给予高蛋白、高热量、高维生素、易消化的饮食,增强全身和皮肤的抵抗力。对感觉减弱或消失的皮肤,尽量避免使用热水袋。

2.防止泌尿系并发症

对留置导尿管的患者,注意保持导尿管通畅,并加强对尿道口和导尿管的护理,防止泌尿系感染的发生;为使高位截瘫患者的膀胱功能得到恢复,应对患者进行排尿训练,留置导尿管期间,每4h放尿1次,并用外力压迫腹部使膀胱尽量排空,同时指导患者正确调整腹压,以促进膀胱功能恢复。

3.防止呼吸道并发症

颈椎手术后可能出现因血肿和植骨块滑动压迫气管引起喉头水肿,也可因术中牵拉气管或刺激气管引起呼吸道分泌物增多,这些情况均可导致呼吸困难,甚至窒息、死亡。对于上颈椎损伤患者,可因呼吸肌无力导致出现上述情况的可能性增大。术后应持续给予雾化、吸氧等治疗,鼓励和指导患者进行有效咳嗽咳痰、做深呼吸,定时叩背协助患者排痰,以促进肺深部痰液的排出,减少呼吸系统并发症;床边备气管切开包和吸痰器(图9-6和图9-7),严密观察呼吸情况,发现异常,及时报告医生处理。

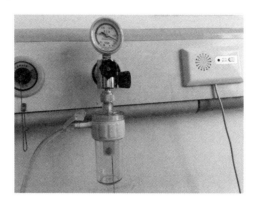

图9-6　吸痰器

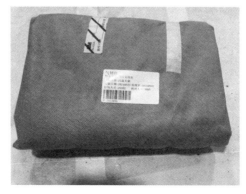

图9-7　气切包

4.防止血栓形成

卧床患者静脉血流缓慢或血液黏稠,可能发生深静脉血栓,常发生在脊髓损伤后1个月内。应尽早采取物理预防和机械预防方法,如指导踝泵运动,使用弹性袜、气压泵(图9-8)等措施。尽早进行下肢被动运动和按摩,促进肢体静脉血液回流和血管、神经功能恢复。要注意观察患者两侧下肢的腿围及有无水肿出现。一旦发生血栓形成,应停止肿胀肢体的被动活动,将下肢抬高10°~15°,注意严密观察患肢肿胀情况及温度,遵医嘱进行抗凝治疗,仔细观察并记录治疗效果。

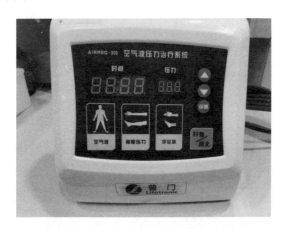

图9-8 气压泵治疗仪

5.便 秘

截瘫患者支配排便的神经功能受损或长期卧床使肠道功能失调、肠蠕动减弱,易造成便秘。为预防便秘,可采取以下方法。

(1)饮食科学合理,注意品种搭配,适当食用粗纤维食品,如芹菜、韭菜等。少量多餐,定时定量,不可暴饮暴食。

(2)训练定时排便,每日定时做肛门按摩,刺激肛门括约肌,反射性引起肠蠕动,促进患者形成规律性排便。

(3)按摩患者腹部。沿结肠走向,先顺时针再逆时针进行按摩,以促进肠蠕动,促进患者形成规律性排便。

(4)以上方法均无效者,可遵医嘱给予患者缓泻药或灌肠,粪便干结无法排出者,可戴手套(涂液状石蜡)掏出。

6.高　热

查明高热原因,体温高时应及时给予降温,保持体温在正常范围或接近正常。首选物理降温,温水擦浴,并注意调节室温。物理降温无效时,可采用药物降温,注意观察患者生命体征变化。同时要注意水分和营养的补充,以改善患者全身情况。

五、康复指导

1.心理护理

颈髓损伤后患者往往处于非常消极的情绪中。这时应针对患者的病情与心理状态给予关心和同情,切实解决患者的需求,调动患者积极性,帮助患者建立战胜疾病的信心。同时,调动患者家属的积极性,有利于家属支持患者配合医生做好进一步的康复治疗。

2.康复训练指导

入院后,由康复医师为患者进行评估,确定患者脊髓损伤水平、类型,根据残存的运动、感觉功能,制订有针对性的康复目标和康复训练计划,确定良肢位摆放位置,保持肢体功能位,下肢髋关节保持伸直位,外侧放置软枕以防髋关节外展、外旋,膝关节下可垫一软枕,使膝微屈,踝关节处于90°中立位,在足下与床架间放一软垫,防止足下垂。为预防关节僵直、挛缩、畸形,要根据各关节功能做屈伸或旋转运动,活动范围由小到大,循序渐进,直至最大生理范围,每个关节活动4~6次,每天进行2~3组,从而改善关节活动度。为预防肌萎缩,可对瘫痪肢体由近向远依次按摩,对弛缓性瘫痪患者手法宜重,时间宜短;对痉挛性瘫痪患者手法宜轻,每天进行3~5组,每组约20min。

六、出院指导

嘱患者出院后带颈托3个月,控制颈部活动,口服神经营养药物及钙剂,补充蛋白质,循序渐进地进行四肢功能锻炼,若出现颈部不适,应暂停锻炼;术后3个月、半年、1年复查,了解脊髓功能恢复情况及植骨融合情况。

参考文献

[1] 欧阳琴.颈椎损伤患者颅骨牵引治疗效果观察与护理体会[J].临床合理用药杂志,2016,9(16):147-148.

[2] 王乃玉,杨开源,姜颖桦.探讨颈椎前路手术的护理配合及效果[J].世界最新医学信息文摘,2016,16(22):273,276.

[3] 于长征,庄淑萍,刘少璐.大剂量激素冲击疗法治疗脊髓损伤并发症治疗体会[J].中国现代药物应用,2011,5(24):76－77.

[4] 张月兰,罗莎.脊髓损伤患者综合康复护理的效果探讨[J].中外医疗,2015,34(1):143－144.

[5] 周叶,李蓉,邓佳君.脊椎骨折伴脊髓损伤患者的康复护理[J].临床医药文献电子杂志,2018,5(75):94.

（陈项琳）

案例十 下肢动脉硬化闭塞症围手术期护理

患者陈某某,男,64岁。左下肢间歇性跛行8个月,加重4个月。双下肢动脉CTA:①左下肢动脉治疗后,目前左侧股动脉植入管状支架内血栓形成;②腹主动脉、双侧髂总动脉、髂内外动脉、股动脉、腘动脉及其分支管壁广泛钙化伴管腔不同程度狭窄。为求进一步治疗,门诊拟"下肢动脉硬化闭塞症"收住入院。患者入院时神志清楚,精神好,生命体征平稳,心肺查体无明显异常。双下肢无肿胀,双侧股动脉搏动可触及,右侧腘动脉可触及,胫后动脉及胫前动脉搏动未及,左侧腘动脉、胫后动脉及胫前动脉搏动未触及,双下肢皮温偏低,左侧为甚。

既往史:有"高血压"病史5年余,平素口服氯沙坦1片,每日1次,血压控制不详。"脑梗死"病史7年,无明显后遗症。曾行"左侧颈动脉内膜斑块切除术",自诉术后恢复可。否认其他疾病史,否认过敏史。

患者完善术前各项检查,口服阿司匹林肠溶片、硫酸氢氯吡格雷片、阿托伐他汀钙片各1片,每日1次。在局麻下行"左髂股动脉球囊扩张成形术＋支架置入术＋药物球囊贴附术＋下肢动脉造影术"。术后返回病房时患者神志清,右侧腹股沟区穿刺处敷料包扎清洁干燥,压迫器压迫,双下肢血运较前改善,皮温转暖,双侧股动脉、腘动脉、胫后动脉及足背动脉搏动可及。遵医嘱予以Ⅰ级护理,低盐膳食,吸氧2L/min,心电监护及血氧饱和度监测,测成人早期预警评分q2h,记录24h尿量,补液,抗凝,压迫器压迫12h,右下肢制动12h,卧床休息24h,注意穿刺点渗血情况。根据Barthel指数评分,确定自理能力为重度依赖,汇报给医生,加强基础护理,协助日常生活。VTE评分为中度风险,通知医生。戒烟,低脂饮食,多饮水,多吃蔬果,保持大便通畅。避免下肢静脉穿刺,注意保暖。踝泵运动,主动或被动屈伸下肢。术后诊断:下肢动脉硬化闭塞症,高血压,脑梗死。

一、定　义

　　下肢动脉硬化闭塞症(atheriosclerosis obliterans,ASO)指由于动脉硬化造成的下肢供血动脉内膜增厚、管腔狭窄或闭塞,病变肢体血液供应不足,引起下肢间歇性跛行、皮温降低、疼痛,甚至发生溃疡或坏死等临床表现的慢性进展性疾病,是外周动脉疾病(peripheral arterial disease,PAD)中最常见的一种。ASO的临床表现从间歇性跛行(intermittent claudication,IC)、静息痛发展到肢体坏疽,如不及时治疗,常导致截肢,甚至死亡。

二、手术方式与麻醉方式

近20年来,介入治疗因恢复快、创伤小、可反复操作、并发症少等优点,获得迅速推广,逐渐成为临床治疗ASO的主要治疗方法。

手术方式:在数字减影血管成像(digital subtraction angiography,DSA)手术室,患者取仰卧位,术野常规消毒铺巾,选择患肢对侧股动脉为径路,用6F动脉鞘经皮穿刺,成功后置入5F造影导管,进行下肢动脉造影,根据造影结果确定病变位置、狭窄或闭塞的程度及长度,再选择合适的球囊导管,根据患者病情对狭窄病变段实施扩张1~3次,如果局部仍存在狭窄,可置入支架。再次造影,支架形态良好,病变段血运得到改善,远段显影可,术中严密监测生命体征变化,预防术中并发症发生。结束手术后穿刺处腹股沟区置入缝合器一把,并予以手动压迫10min,压迫器压迫,安全护送患者到病房。

麻醉方式:一般为局部麻醉。

三、手术前护理

(一)心理调适

由于疾病病程冗长、反复不愈、症状加重等,患者可能会出现一系列消极心理,如过于敏感、焦虑、悲观甚至绝望。护理时,应根据患者不同的反应,采取不同的心理干预措施,主动解释疾病及手术等相关知识,安抚患者不良情绪,帮助患者减轻压力,以积极正面的心态配合护理及治疗,促进康复,进而提高患者的生活质量。

(二)戒　烟

据统计,有吸烟史的患者比没有吸烟史的患者早8～10年患外周动脉疾病。香烟中的尼古丁会导致吸烟者血管内皮损伤、动脉收缩、血小板聚集、血管痉挛、血液黏稠度增加、血压升高等,促使动脉硬化继发血栓形成。吸烟是ASO的主要诱因之一,戒烟可降低间歇性跛行的发病率。因此,在日常护理工作中,我们要督促患者戒烟,也要避免"二手烟"。

(三)饮　食

局部麻醉术前无需禁食、禁饮。可进食低盐、低脂、低糖、易消化的食物,以预防动脉血管硬化,宜多进食蔬菜、水果等高纤维素食物,以维持血管弹性,同时可防止便秘。

(四)健康教育

1.宣教疾病相关知识

利用团体宣教、小讲座、床边讲解等不同的形式介绍疾病的病因、危险因素、症状、治疗方式及预后等。帮助患者正确认识自身病情,减少顾虑。

2.养成良好的生活习惯

告知患者日常注意进行足部保健,平时做好保暖工作,穿着合适舒适的鞋袜;日常生活中,避免患肢受压和摩擦,加强个人卫生,保持局部皮肤清洁、干燥,防止感染;合理饮食,积极控制体重,避免久坐或长时间保持同一个姿势。督促指导患者绝对戒烟。

3.坚持适当的肢体锻炼

鼓励患者行肢体抬高运动,告知运动步骤及注意事项。疾病允许的情况下建议患者坚持走路;若出现不适,则停下来休息,待不适症状缓解后可继续行走,以促进患肢侧支血管的形成。

(五)患肢护理

患肢应置于低于心脏水平位置,取头高脚低位,以促进周围动脉血液循环。平时做好患肢的保暖工作,禁止热敷或者冷敷,热敷会使局部组织耗氧量增加,从而加重患肢缺血,而冷敷可引起动脉收缩,也加重缺氧。清洗足部时,宜使用温水,避免极端温度,并做到勤修趾甲,勿搔抓局部皮肤,以免引起皮肤损伤,同时避免局部皮肤受压。若存在皮肤溃疡感染,应及时清创换药,并注意无菌操作原则,必要时使用敏感的抗生素治疗;存在干性坏疽时,最好保持干燥,可在足趾间夹干棉球,避免条件致病菌感染创面。还应加强巡视,尤其要着重观察患肢血运情况,如患肢动脉搏动的强弱、末梢感觉、皮肤温度及皮肤颜色。

(六)疼痛护理

患者因下肢缺血会出现不同程度的疼痛,疼痛是下肢动脉硬化闭塞症的临床表现之一。

1.疼痛评分工具

使用数字疼痛评分(图 10-1)等评估工具评估患者的疼痛程

度。疼痛评分数值为0~10分,从小到大表示疼痛逐渐加剧,0分表示无痛,10分表示疼痛最剧烈。利用图片向患者宣教疼痛评估方法,直至患者能够理解并能客观评估。

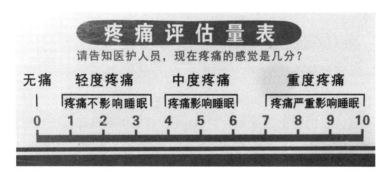

图10-1　数字疼痛评分工具

2.做好心理护理

ASO病程长,反复发作,可能给患者带来较多的负面情绪及压力。因此,要耐心地向患者讲解情绪与疼痛的关系,积极引导其保持乐观向上的心态。也可以通过移情法、音乐疗法等分散注意力,促进身心舒适度,提高患者疼痛阈值。

3.用药护理

做好入院患者的疼痛评估,包括性质、部位、时间及影响因素等,特别是对于部分夜间会出现静息痛的患者。根据疼痛评估情况,必要时,遵医嘱正确规范使用止痛剂,注意及时进行疼痛复评,并观察患者用药后有无不良反应出现。

4. 其 他

当患者疼痛发作时应卧床休息,避免肢体剧烈活动,同时将肢体下垂,以增加下肢血供。保持病房安静,夜间提供舒适的睡眠环境。

(七)下肢血运观察

1. 皮肤颜色

在自然光线和环境温度适宜(25℃左右)的条件下,密切关注下肢皮肤颜色的变化。观察时,应对比左右肢体对称部位的皮肤颜色。正常皮肤富有光泽、弹性,呈淡红色;异常皮肤颜色为苍白、发红、发绀、花斑和黑色。当发生动脉阻塞,导致肢体供血不足时,皮肤会呈苍白色;当发生肢体受压或肢体再灌注时,可能出现皮肤发红;当肢体持续缺血发生坏死,皮肤会发黑。

2. 皮肤温度

皮肤温度变化能反映肢体的缺血范围。宜让患者在室温环境中停留15~30min后再进行检查,以减少环境温度对结果的干扰。检查皮肤温度方法:从远心端(肢体末梢)向近心端逐步移近,感受皮肤温度有无明显变化,变化的部位为变温带,可以用来判断肢体缺血的平面。

3. 动脉搏动触诊

下肢动脉搏动触诊包括股动脉、腘动脉、胫后动脉和足背动脉触诊。

下肢动脉解剖位置:①股动脉位于腹股沟韧带中点下方稍内侧;②腘动脉是股动脉的延伸,位置最深,与股骨腘面与膝关节囊后部紧贴;③胫后动脉位于内踝后缘与跟腱内缘之间的中点;④足背动脉位于内、外踝背侧连线上,拇长伸肌腱与二趾长伸肌腱之间。

下肢动脉搏动触诊(图10-2,10-3,10-4,10-5)注意事项:①用二指(食指、中指)或三指(食指、中指、无名指)的指腹而非指尖去触摸;②触摸时,要注意动脉的解剖位置及肢体摆放;③触摸时,指腹按压的力量要适中,避免将自己手指的动脉搏动误认为是患者的动脉搏动;④比较两侧下肢同一部位的动脉搏动的强弱,如果动脉搏动减弱或消失为异常。

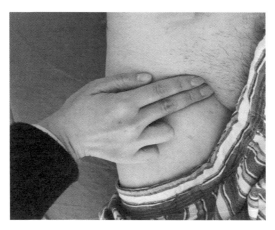

图10-2　股动脉搏动触诊

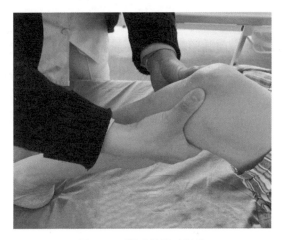

图 10-3　腘动脉搏动触诊

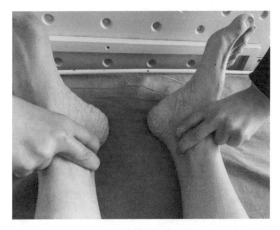

图 10-4　胫后动脉搏动触诊

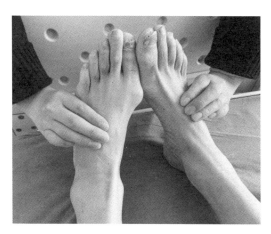

图10-5　足背动脉搏动触诊

（八）术前准备

术前签署手术同意书,并指导患者完善相关检查,包括实验室检验项目、心电图、胸片、下肢静脉彩色多普勒超声以及踝肱指数（ankle brachial pressure index,ABI）和间歇性跛行距离的测量。

1. 踝肱指数

ABI是指踝动脉压与肱动脉压的比值。ABI是一种简单有效且无创的检查方法,可用于初步筛查和判断ASO预后。ABI正常值为0.91～1.30,ABI≤0.90为ASO的诊断标准,0.71～0.90为轻度,0.41～0.70为中度,ABI≤0.4为重度。ABI<0.90时,其诊断ASO的敏感性为95%,特异性99%。

检测方法:受检者在检测前于室温下（18～22℃）静卧休息5～10min,双臂绑12cm×86cm的袖带,双小腿绑14cm×86cm的袖带,然后开始多普勒测量,当探头获取到满意的多普勒图形后,保存图形,进入下一测量位置。进行节段压测量时,将多普勒探头置于动脉搏动最明显处,按保存,袖带自动加压,当加压到多普勒信号消失时,自动缓慢放弃,直到收听到第一声多普勒声音,按保存,进入下一测量位置。在整个测量结束后,会有所有测量的图形列表,可储存和打印,仪器可自动测定ABI。

2. 间歇性跛行距离

间歇性跛行距离是指在患者生命体征平稳、平静状态以及室内温湿度适宜的条件下,不借助其他代步工具,在平地上行走,直至下肢出现麻木或轻到中度疼痛,被迫停止行走时所测得的距离。

(九)睡 眠

术前晚保证充足的睡眠,必要时遵医嘱使用助睡眠药物。

四、手术后护理

(一)一般护理

1. 病情观察

给予患者持续吸氧、心电监护,密切观察生命体征、血氧饱和度等变化,监测血常规、肝肾功能、凝血功能,如有异常及时通知医生对症处理。

2. 饮 食

宜低盐、低脂、低糖、易消化、高纤维素饮食,多饮水,每日饮水

1500～2000mL,以减小造影剂对肾功能的影响。

3.体位与活动

穿刺侧腹股沟区压迫器(图10-6)压迫12h,穿刺侧肢体制动12h,避免过早活动引起出血。另一侧肢体术后即可轻微活动,避免膝关节过度弯曲。制动期间鼓励患者进行背伸、跖屈和360°旋转的踝泵运动(图10-7),防止下肢深静脉血栓形成。

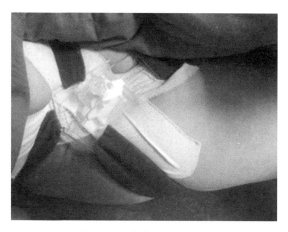

图10-6　动脉压迫止血器

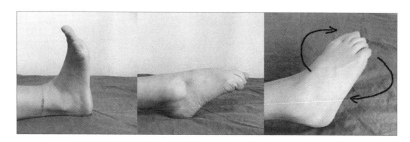

图10-7　踝泵运动

(二)患肢护理

加强巡视,观察下肢血运变化,包括皮肤颜色、温度及动脉搏动情况,与术前对比,并做好动态记录,以了解治疗效果,及时发现术后并发症。

(三)动脉溶栓导管护理

部分患者取栓后会留置动脉溶栓导管(图10-8),护理时要注意以下几个方面。

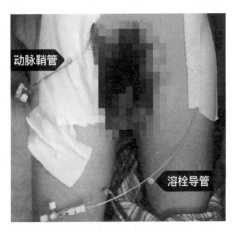

图10-8　动脉溶栓导管

1. 固　定

应妥善固定导管,若发生导管移位会导致给药部位不正确,耽误治疗,甚至导致动脉导管周围形成血栓。也不能将外露的导管插入血管内。置管溶栓期间,保持患者术侧下肢的制动,翻身时应注意轴线翻身,避免下肢屈曲引起导管移位、扭曲,可进行踝泵运动,防止血栓形成。注意足部(尤其是后跟和外踝)皮肤情况,防止压力性损伤的发生。

2.标识、连接

区分动脉管鞘与溶栓导管,并做好高危标识。确保连接管与溶栓导管正确连接,若导管滑脱或者三通管与连接管脱落,则会引起大出血。因此,需加强巡视,并向患者及其家属做好宣教。

3.保持通畅

责任护士应每班检查导管的通畅情况,防止打折阻塞。遵医嘱正确泵入溶栓药物,监测凝血功能,注意有无出血征象,一旦发现异常,及时通知医生处理。

4.防止感染

日常护理工作中严格执行无菌操作原则,监测体温和白细胞计数,防止发生导管相关性感染,必要时使用物理降温或抗生素。

(四)药物护理

术后监督患者长期口服阿司匹林肠溶片、硫酸氢氯吡格雷,预防已开通的血管再次发生狭窄。在使用低分子肝素针时,应注意选择正确的注射部位以及注射方法,避免对注射部位进行热敷或按摩。指导患者使用软毛牙刷,穿刺后延长按压时间,严格掌握抗凝药物的用药时间及剂量,密切观察是否发生药物不良反应。定期监测凝血功能及血小板计数,观察有无出血征象,如有则应及时处理。

(五)预防压力性损伤

由于患者长时间卧床,必要时可使用气垫床,以缓解局部压力;改善机体营养状况,增强机体抵抗力和组织修复能力;避免皮肤受潮湿、摩擦等不良刺激,保持床单元平整、干燥、无屑,及时更换潮湿的衣裤,避免推、拉、托等动作;加强巡视,注意导管固定方法,避免导管压力性损伤。合理使用翻身垫、托具等,避免足部外踝皮肤发红破损。

(六)并发症的观察及护理

1.出 血

由于围手术期使用抗凝、溶栓药物以及术中肝素化,导致出血成为ASO术后常见的并发症,表现为皮下瘀斑、穿刺处渗血、导管连接脱落出血、鞘管接头出血、血肿、消化道出血,甚至颅内出血。护理时,应根据医嘱正确给药,倾听患者主诉,严密观察有无出血症状,同时监测凝血功能、血小板情况,并根据医嘱调整抗凝、溶栓药物的使用剂量和频率。若穿刺处有肿胀、青紫、疼痛不适,则有可能是有血肿形成,可进行压迫止血。如果患者出现呕血、黑便,则应怀疑消化道出血,需行血常规检查,停用抗凝、溶栓药物,必要时予以输血;如果患者出现头痛、失语、意识变化、偏瘫,则考虑有颅内出血,立即通知医生处理,行头颅CT检查明确诊断。

2.动脉栓塞

术后应加强巡视,严密观察患者患肢皮温、颜色及动脉搏动情况,做好交接班。如果患者血运已改善的下肢出现动脉搏动再次减弱或消失,疼痛突然加剧,皮肤苍白,皮温降低,则提示急性动脉栓塞,应及时报告医生处理。

3.静脉血栓形成

由于患者卧床时间过久,缺乏运动,或者是置管溶栓期间制动,有可能会引起下肢深静脉血栓形成,表现为下肢肿胀、疼痛伴发红。因此,术后穿刺处肢体制动期间,应协助和指导患者及其家属进行轴线翻身和下肢踝泵运动,以促进下肢静脉回流;对侧肢体可自由活动。

4.再灌注综合征及骨筋膜室综合征

原本狭窄的血管开通后,血运恢复,可引起小腿及足部的再灌注损伤,表现为局部皮肤紫红色,皮温升高,局部肿胀,以小腿和足部明显。肢体再灌注损伤后,毛细血管通透性增加,组织水肿,骨筋膜室容量减少,压力增加,组织灌注减少,进而导致肌肉、神经的进行性坏死。护士应严密观察开通动脉的肢体血运情况,出现再灌注疼痛时,必要时遵医嘱给予止痛剂,肿胀部位给予硫酸镁湿敷;若小腿前方突发剧痛、水肿、压痛明显,局部出现张力性水疱,可能是骨筋膜室综合征,应通知医生立即切开减压。

5.急性心肌梗死

患者术前往往合并高血压、糖尿病、多支血管病变,而这些都是急性心肌梗死的高危因素。如果患者出现心前区不适或者胸痛、呼吸困难、心悸等情况,应及时检查心电图、心肌酶谱及心肌肌钙蛋白等指标,请心内科会诊,做好抢救准备。

6.介入相关并发症

（1）血管迷走神经反射如不能得到及时处理可引起严重后果。术后给予患者持续心电监护,拔管前做好心理护理,并注意观察有无恶心、心慌、精神不振,心率、血压改变等情况,一旦发现异常,立即通知医生。

（2）介入操作不当,可引起导管、导丝断裂。

（3）患者术后未坚持服用抗凝药物,可引起支架内再狭窄等。

五、出院护理

（一）饮食与生活习惯

保证营养均衡,宜食用高维生素、低胆固醇、低脂、低糖、易消化的清淡食物,避免摄入刺激性食物、豆制品,保持大便通畅。戒烟戒酒。避免用热水袋、电热毯或者烫脚的方式来提高肢体温度缓解疼痛,防止烫伤以及皮肤破损。患肢注意保暖,穿着合适的鞋袜。避免会导致血液循环障碍的不良习惯如跷二郎腿、长时间保持同一个姿势。教会患者及家属观察患肢血运情况,包括下肢皮肤温度变化、皮肤色泽、末梢感觉及患肢动脉搏动强弱,若发现下肢疼痛加剧、间歇性跛行、皮温降低等异常情况应及时就诊。高血压、糖尿病患者应积极控制血压、血糖,预防心脑血管疾病的发生。

（二）功能锻炼

规律的运动可以改善下肢动脉硬化闭塞症老年患者的最大步

行距离及生活质量。推荐的运动方式有步行、伯格运动(Buerger运动)。

1. 步 行

鼓励指导患者每日步行,每次步行30~45min,以不出现跛行症状为标准,每周至少3次,至少持续3个月。

2. 伯格运动

根据下肢动脉硬化闭塞症分期来决定是否进行Buerger运动。

下肢动脉硬化闭塞症分期(Fontaine分期):Ⅰ期,无症状;Ⅱa期,轻度间歇性跛行;Ⅱb期,中重度间歇性跛行;Ⅲ期,静息痛;Ⅳ期,组织溃疡、坏疽。

Buerger运动适应证:血管闭塞性脉管炎、下肢循环障碍康复期(Fontaine分期为Ⅰ或Ⅱ期的患者)。

Buerger运动禁忌证:Fontaine分期为Ⅲ和Ⅳ期,临床症状严重的患者。

Buerger运动方法(图10-9):患者平卧并抬高下肢45°,保持2min;双足下垂,同时做背屈、趾屈、内翻、外翻动作各10次,然后足趾做伸屈运动10次。平卧休息5min。

运动宜循序渐进,量力而行,可根据患者的情况做适当的调整。运动的时候需家属陪同,如有胸闷、心悸等不适,应立即停止运动,若症状持续未缓解,应立即就医。

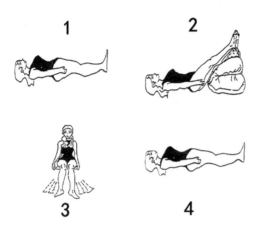

图10-9　Buerger运动

(三)药物与复查

出院后,严格遵医嘱服用抗血小板聚集药物和降压、降糖药物,切忌漏服或随意停服。在口服抗血小板聚集药物期间,应定期复查凝血功能、血常规、肝肾功能等,并注意有无牙龈出血、血尿、黑便等症状,如有应及时到医院就诊。每日监测血压、血糖情况,并做好记录。告知患者及其家属严格遵医嘱服用药物、积极控制血压、血糖在正常范围内的重要性以及对预后的影响,提高患者的依从性,降低复发率,改善患者的生存质量。

出院后1个月、3个月、6个月复查,以后每年复查,行血管彩超评估血管通畅情况,必要时复查CTA,不适随诊。

参考文献

[1]　陈佳,金炜,厉宝华.下肢动脉硬化闭塞症术后并发骨筋膜室综合征1例的护理[J].护理与康复,2019,18(1):87－89.

[2]　管强,段红永,梁宁,等.下肢动脉硬化闭塞症介入治疗及并发症分析[J].中华普通外科杂志,2014,29(3):203－206.

[3]　齐加新.个体化疼痛管理方案对下肢动脉硬化闭塞症伴疼痛患者的干预效果[J].山东医药,2020,60(16):59－61.

[4]　田晓惠.下肢动脉硬化闭塞症95例腔内治疗术后护理体会[J].黑龙江医学,2016,40(1):88－89.

[5]　中华医学会外科学分会血管外科学组.下肢动脉硬化闭塞症诊治指南[J].中华普通外科学文献:电子版,2016,10(1):1－18.

（邵亚芳）

案例十一 — 加速康复理念下胃癌围手术期护理

患者郑某某,女,64岁,因上腹部不适5年余,外院胃镜病理结果示:(胃窦部)黏膜慢性中度浅表性炎(活动性),(胃体小弯近前壁)印戒细胞癌,HP(＋)。为求进一步治疗来我院就诊,门诊拟"胃恶性肿瘤"收住入院。

既往史:10余年前因"子宫肌瘤"于外院行"子宫切除术"。否认外伤史、其他手术史,否认输血史,有"头孢类抗生素"过敏史,表现为皮试阴性但用药时头晕。否认其他食物、药物过敏史,否认中毒史,预防接种史不详。

其他辅助检查:胸部CT平扫示左肺少许慢性炎症,VP-RADS 1类;建议必要时复查。

患者完善术前各项检查及相关宣教,在全麻下行"腹腔镜下胃癌根治术(D2淋巴结清扫,远端胃大切＋Billroth Ⅱ 吻合＋Braun吻合)",术后诊断:胃恶性肿瘤,慢性浅表性胃炎。全麻清醒后返回病房,鼻塞吸氧3L/min;带回右侧颈内静脉一根,置入深度15cm,输液通畅,腹腔引流管一根接袋引流出血性液体10mL,留置导尿通畅,尿色清。腹部切口钝痛,NRS评分为2分,PCA 2mL/h

静脉内持续注入。Barthel指数评定重度依赖,压力性损伤评分为13分,静脉血栓栓塞症(venous thrombo embolism,VTE)评分为6分,营养风险筛查评分标准(nutritional risk screening 2002,NRS 2002)为5分,均已汇报医生。

一、定 义

胃癌(gastric carcinoma)是指原发于胃的上皮源性恶性肿瘤。在我国,胃癌发病率仅次于肺癌,居第二位,死亡率排第三位。全球每年新发胃癌病例约120万,中国约占其中的40%。我国早期胃癌占比很低,仅约20%,大多数胃癌患者发现时已是进展期,总体5年生存率不足50%。近年来,随着胃镜检查的普及,早期胃癌比例逐年升高。胃癌治疗的总体策略是以外科为主的综合治疗,即根据肿瘤病理学类型及临床分期,结合患者一般状况和器官功能状态,采取多学科协作(multidisciplinary team,MDT)模式(包括胃肠外科、消化内科、肿瘤内科、内镜中心、放疗科、介入科、影像科、康复科、营养科、分子生物学家、生物信息学家等),有计划、合理地应用手术、化疗、放疗和生物靶向等治疗手段,达到根治或最大限度地控制肿瘤,延长患者生存期,改善生活质量的目的。

二、手术与麻醉方式

胃癌外科手术方式包括开放、腹腔镜和机器人手术系统等,麻醉方式为全麻。

三、加速康复外科

近年来,加速康复外科(enhanced recovery after surgery, ERSA)在胃癌治疗中逐渐广泛应用,并持续推广。ERSA以循证医学证据为基础,通过外科、麻醉、护理、营养等多学科协作,对围手术期处理的临床路径予以优化,从而缓解患者围手术期应激反应,减少术后并发症,缩短住院时间,促进康复。本例患者经过多学科团队(胃肠外科、麻醉科、营养科)评估及患者、家属同意后,在本科ERAS流程下进行治疗与护理。在患者安全的前提下,整个围手术期通过多学科团队共同合作促进患者早日康复。ERAS内容如图11-1。

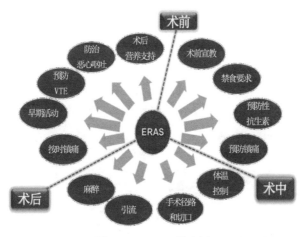

图11-1 ERAS的内涵

四、手术前护理

(一)术前评估

术前全面评估患者身心状况,完善术前各项检查,评估心、肺功能等,评估手术方式,排除麻醉及手术禁忌证。取得患者及其家属知情同意后,签署术前知情同意书。

(二)术前健康宣教

健康教育可帮助患者减轻心理负担,了解疾病相关知识,提高患者健康意识,纠正不良健康行为,促进身体康复。健康教育贯穿ERAS全程。入院后,介绍责任护士、管床医生、病房环境、住院规则等,责任护士可采用集体和个体化宣教方式,在宣教过程中医生、营养师等也需要参与,通过幻灯片、视频、健康教育手册等形式向患者及其家属进行多元化术前宣教。向患者及其家属传递ERAS理念,详细介绍ERAS流程、各康复阶段所需要的时间,以及患者所要配合的事项。告知患者及其家属术后早期活动、控制疼痛的意义和重要性,以提高患者术后依从性。术前需要确保患者及其家属掌握宣教内容,如有效咳嗽咳痰、深呼吸、踝泵运动等。倾听患者的想法和要求,及时与患者及家属做好沟通,消除疑虑,让患者及家属积极配合治疗。整个健康教育重点围绕患者最担心、最关心、最需要解决的问题,需要责任护士有目标、有计划、有检查、有反馈地进行。

(三)肺部功能锻炼

术前患者进行肺部功能锻炼,能增强肺通气、提高呼吸机功能,促进痰液排出,减少术后呼吸系统并发症的发生。吸烟患者需戒烟2周以上。

患者术前需掌握以下几个锻炼肺功能的方法。

(1)爬楼梯:嘱患者爬楼3~4层/次,每天2~3次。

(2)吹气球:选择容量为800~1000mL的气球,深吸一口气后对着气球慢慢吹,直到吹不动为止,中间不换气,使气球膨胀容积达到300~500mL(气球直径5~30mL)为一次标准的吹气球训练,每次10~15min,每4h训练1次。

(3)缩唇呼吸:先闭嘴经鼻吸气2~3s,再缩唇如吹口哨样口型,缓慢呼气4~6s,呼吸比为1∶2或1∶3,每次训练时间为10~20min。

(4)深呼吸:缓慢深吸气至最大肺容量后屏气2~5s,然后缓慢呼气,连续做10~20次。

(5)有效咳嗽咳痰:深呼吸—闭气增加腹内压—用力咳嗽。2次/d,每次10min。责任护士要评估患者对有效咳嗽咳痰的掌握情况,直到确认患者完全掌握方法。

(四)预防VTE

外科手术患者可采用Caprini评分进行VTE风险评估,在患者入院时或病情变化时进行评估,根据评分结果,对患者采取相应的预防措施,包括基本预防、物理预防和药物预防。

责任护士在术前教会患者基本预防措施,如正确地进行踝泵运动等,根据评估情况使用医用循序弹力袜,教会其正确的穿戴方法。责任护士做好宣教后,让患者演示弹力袜穿脱和踝泵运动方法,以确保患者掌握宣教内容。

(五)术前营养支持

胃癌患者术前常存在不同程度的营养不良问题。营养不良是术后并发症的独立危险因素。围手术期营养管理是ERAS的重要组成部分,包括术前评估、术后早期进食,对胃癌患者的健康状况、治疗效果及长期生活质量均会产生积极影响。有研究表明,有营养风险的患者通过术前肠内营养支持可以有效改善其术后的营养状态,提高其胃肠道免疫功能,从而降低术后感染率。患者入院后,NRS 2002营养评分为5分,请营养科会诊,营养科医生对患者进行饮食指导,会诊后下医嘱予以肠内营养乳剂(瑞素)口服。患者口服肠内营养剂期间,责任护士应观察患者实际进食量、有无腹泻等不良反应。

(六)肠道准备

有研究表明,机械性肠道准备对患者是一种应激刺激,可能会加重患者的术前应激程度,导致脱水、水电解质平衡紊乱、破坏肠道内环境,相较于口服缓泻液,并未降低感染、吻合口瘘等并发症发生率。因此,ERAS理念不建议进行机械性肠道准备,对于拟行横结肠等脏器切除患者,可选择基于等渗缓冲液的机械肠道准备。本例患者术前1天口服缓泻剂乳果糖溶液,每次30mL,共3次,嘱患者进易消化食物。如怀疑横结肠侵犯拟行联合切除,可进行清洁灌肠;有慢性便秘病史的患者,则使用生理盐水灌肠。

(七)禁饮禁食管理

传统观点认为,术前10~12h应开始禁食,但近年来有研究表明,进食可以缓解术前禁食引起的焦虑和饥渴感,降低术后胰岛素抵抗的发生率,同时改善患者舒适度。ERAS理念提倡无胃肠道动力障碍患者术前6h,禁一切固体食物和牛奶,术前2h禁饮,术前2~3h可服碳水化合物饮品(不超过400mL,糖尿病患者除外)。患者术前晚22点前口服800mL清流质(包括清水、糖水、无渣果汁、碳酸类饮料,不包括含酒精类饮品)。若为手术当日第一台手术的患者,早6点可饮200mL清流质,如麦芽糖糊精。责任护士或夜班护士应向患者及其家属做好宣教,并及时评估清饮落实情况,确保患者按要求饮食。

(八)其他准备

手术当日带鼻胃管、导尿包入手术室;有高血栓风险患者穿戴好弹力袜,做好手术标识;责任护士对患者术前信息及患者禁食落实情况再次进行核对,确认无误送入手术室,并准备术后用物。

五、手术后护理

(一)卧位与活动

患者术后全麻清醒、血压平稳即可抬高床头30°~45°,以患者安全、舒适、自愿为原则,无需去枕平卧6h。术后早期活动可以预防压力性损伤、肺部感染、下肢静脉血栓,促进肠道功能恢复,也可有利于引流。因此,在保证患者安全的前提下,指导并协助患者早期活动,建立每日活动目标量,逐日增加活动量。手术当日指导患者床上活动,如翻身、深呼吸、有效咳嗽咳痰、握拳、屈伸肘、下肢踝泵活动、抬腿等。

术后第1天,若患者情况允许,在床上活动的基础上,患者可以下床活动。患者第1天下床活动必须由医护人员协助,遵循下床三部曲:床上坐起30s,床边坐起30s,床边站立30s。若患者未诉不适,开始在房间内行走,目标性下床活动时间为1h。术后第2天,目标性下床活动时间为2h。术后第3天,目标性下床活动时间为4~6h。术后第4~7天,每天目标性下床活动时间为6h以上。活动前,需要责任护士评估患者生命体征、切口情况、疼痛程度、管路情况;活动过程中,如果患者出现心慌、头晕等症状,心率、血压超过基础值20%,血氧饱和度小于90%等任一种情况,均需终止活动。责任护士记录患者肛门排气、排便情况,指导患者及其家属预防坠床、跌倒的措施,活动过程中避免管路滑脱。患者术后第1天开始咀嚼口香糖,每天至少3次,每次10~15min,利用神经反射促进肠蠕动恢复。实践发现,该措施更有利于改善患者口腔舒适度,满足患者进食欲望,增强康复信心。

(二)疼痛管理

术后镇痛可为ERAS其他项目提供基础,术后约85%的患者会出现疼痛。术后疼痛对 ERAS 方案的影响包括活动受限,经口进食和留置导尿拔除时间延迟。

术后急性疼痛管理的四大目标分别为有效镇痛、减少不良反应、加速康复、提高患者满意度。ERAS 疼痛管理采用多模式镇痛管理,包括预防性镇痛、按时镇痛、多模式镇痛。术中手术医生采用局麻药伤口浸润加静脉镇痛。患者术后使用 PCA 加帕瑞昔布钠联合镇痛。教会患者正确使用镇痛泵,该泵自动给药速度为 2mL/h。使用过程中,当患者感到疼痛的时候可以按下患者自控按钮(按住 5s,每次至少间隔 15min),就会有适当剂量的药液进入体内,患者根据止痛的需要决定使用自控按钮的次数。患者下床活动前 5min,可按压 PCA 减少切口疼痛。疼痛控制是早期下床活动的关键,是提高患者下床活动依从性的前提。责任护士按时、按需评估和记录镇痛效果,必要时加用非甾体类镇痛药物。注意观察镇痛药使用过程中患者意识状态及有无恶心、呕吐等症状。术后恶心、呕吐(postoperative nausea and vomiting,PONV)是常见的术后并发症,发生率为 25%～35%,可使患者的术后恢复期满意度下降。持续的 PONV 导致的进一步的不良后果(如误吸性肺炎、脱水、伤口裂开),可导致住院时间延长、医疗费用增加。PONV 高危人群为女性、有 PONV 病史者、非吸烟者、术后阿片类药物使用者、吸入麻醉药使用者、年龄＜50 岁成人、腹腔镜手术者。对于这类患者采用多模式的预防与治疗措施,提倡使用两种或两种以上止吐药以减少 PONV 发生风险。手术结束前,预防性使用地塞米松和

5-羟色胺受体抑制剂或抗组胺药物,术后静脉使用5-羟色胺受体抑制剂(如昂丹司琼、雷莫司琼等)。

(三)早期进食

传统路径中,胃部手术后患者需要禁食数日,但近年来有研究表明,术后第1天进食并不增加并发症和病死率,相反会促进肠道功能恢复。术后早期进食能促进胃肠道功能恢复、保护肠黏膜、防止菌群失调和移位、缩短术后住院时间。ERAS理念提倡无潜在并发症的患者术后第1天进清流质(麦芽糖糊精),逐渐过渡至正常饮食。患者术后第1天,经医生、护士病情评估后给患者制定术后第1天目标性进食:少量清流质100~200mL/d。术后第2天目标性进食:流质饮食(含肠内营养制剂)500mL,术后第3天目标性进食:全流质饮食(含肠内营养制剂)1000mL,术后第4天目标性进食:半流饮食(含肠内营养制剂)1500mL。责任护士做好宣教,观察患者进食量及进食后有无恶心呕吐、腹痛腹胀等症状,肛门排气排便情况,如有不适及时汇报医生重新评估并处理。责任护士监测患者体重,各项营养指标,做好营养评估,必要时请营养科会诊。这里必须强调下,在ERAS实施过程中,各个项目的实施存在个体化差异,整个流程要根据患者具体情况进行相应调整,所有项目要在患者安全的基础上进行。

(四)导管护理

胃切除手术加速康复外科专家共识建议,预防性引流管放置应慎重考虑,尽可能减少引流管的置入。ERAS专家共识不提倡术中常规使用鼻胃管,术中留置,24h拔除,不常规留置腹腔引流管,如留置,术后2~3d拔除;术后1~2d拔除尿管。但临床上对胃癌术后是否放置引流管仍存在争议。该患者术后由医生评估病情后拔出鼻肠管,术后胃管的拔除提高了患者的舒适感,减少了患者的应激反应,同时避免了胃管的非计划性拔管。如果患者出现腹胀、恶心呕吐,可考虑行胃肠减压。回病房时,带入颈穿导管一根,腹腔引流管一根,导尿管一根,均予妥善固定。无特殊情况患者导尿管术后24h拔出,定于术后第一天患者下床活动前拔除导尿管。当班护士统一对腹腔引流管做好标识,用高举平抬法进行二次固定,观察、记录引流液的量、颜色、性状变化,患者活动前妥善固定引流管,避免滑脱。每日有医护人员评估引流管情况,评估是否可以拔管,应尽早拔除引流管。

(五)液体控制

术后液体过量不利于心、肺、胃肠和凝血纤溶功能的恢复,输液量过少则会造成血容量不足,增加术后并发症发生率。因此,加速康复理念提倡适量的液体治疗。术后第1天嘱患者口服清流质,以后每日逐渐加量,每日口服补液量未满足生理需要量则由静脉补给。患者术后第1天静脉补液量2000~2500mL/d,每日静脉补液量根据口服量相应减少,具体口服液量和输液量由医生管理。护士应做好有关宣教与指导。此外,护理人员重点观察患者术后的血压及尿量情况,以便及时进行调整。

（六）并发症观察

胃癌术后的并发症分为早期并发症与远期并发症,早期并发症主要有术后出血、术后胃瘫、术后吻合口瘘、吻合口梗阻、吻合口出血、十二指肠残端破裂、术后肠梗阻等,而远期并发症,主要包括倾倒综合征、碱性反流性胃炎、肠胃癌以及营养性并发症等,其中倾倒综合征又分为早期倾倒综合征与晚期倾倒综合征。

1. 术后出血

术后出血多数发生于术后24h内。术后责任护士每2h监测患者生命体征,观察腹腔引流液的量、颜色、性状的变化,注意观察有无腹痛腹胀、恶心呕吐不适,如果患者有恶心呕吐要注意观察呕吐物的量、颜色、性状,监测血常规、生化指标。

2. 吻合口瘘

吻合口瘘多数发生于术后5d左右,早期患者主要临床表现为发热、腹痛、腹胀等腹膜刺激征,后期因腹腔内局部已形成粘连,可形成局限性脓肿或向外穿破而发生腹外瘘。责任护士在观察临床症状的同时要结合各项实验室指标,早发现、早处理。

（九）出院标准

如果患者满足以下条件可以出院:①恢复进食固体食物;②无需静脉补液;③口服止痛药可以很好地镇痛;④可以自由活动到卫生间;⑤复查血常规、生化、电解质、CRP无明显异常;⑥腹部无明显术后并发症表现。出院前责任护士向患者做好健康指导,介绍出院流程,做好饮食宣教、药物使用方法、随访方式、复查时间,告知预防切口感染等,解答患者疑问,让患者及家属做好充分的出院准备,安心回家休养。

六、出院护理

(一)随　访

ERAS理念下胃癌患者通常术后7d左右出院,与传统观点相比,患者住院时间缩短,患者及其家属可能担心术后恢复情况,为方便患者咨询我科专门建立ERAS术后随访群。该群由胃肠外科医生、护士及营养师组成,经患者同意后加入ERAS微信随访群,为患者提供咨询,也可让医护人员及时了解患者情况,促进医患之间的交流。除微信随访群外,其他随访方式还有电话随访和门诊随访。

(二)饮　食

胃癌术后总的饮食原则为少量多餐,循序渐进,进高蛋白、低糖、易消化食物,避免油炸、辛辣、刺激性食物,同时要细嚼慢咽。平均一天4~6餐,避免进食生冷、过烫、过辣、过甜及油腻食物,避免糯米、年糕之类消化不良的食物,要进食柔软的蛋白质,如豆腐、鱼肉,牛肉、瘦肉等肉类需要煮得软。胃癌患者出院后饮食问题是其最关心的问题之一,因此责任护士要细心、耐心地向患者做好宣教。

(三)药　物

患者出院后带抑酸药、胃黏膜保护药物,必要时服用止痛药物1周,告知患者按时服药的必要性。患者出院后可能会出现轻度反酸等症状,护士应指导其药物服用时间、方式、剂量,说明药物副作用。

(四)复　查

患者出院后1周后门诊随诊、定期营养门诊随诊,检查伤口愈合情况,咨询病理结果,制订下一步治疗方案,如有不适及时就诊。

参考文献

[1] 国家卫生健康委员会.胃癌诊疗规范(2018年版)[J].肿瘤综合治疗电子杂志,2019,5(1):55－82.

[2] 加速康复外科中国专家共识暨路径管理指南(2018):胃手术部分[J].中华麻醉学杂志,2018,38(1):24－28.

[3] 江志伟.加速康复外科学的概念与发展历史[J].中华普通外科杂志,2018,33(8):625－626.

[4] 罗鸿萍,王婷,李蓉蓉.多模式全程化健康教育在肝脏外科快速康复中的应用[J].腹部外科,2019,32(5):381－384.

[5] 于剑.加速康复外科理念指导下的护理措施在胃癌患者围手

术期的应用效果[J].实用临床护理学电子杂志,2020,5(19):
36,47.

[6] 余佩武,江志伟,郝迎学,等.胃癌胃切除手术加速康复外科专
家共识(2016版)[J].中华消化外科杂志,2017,16(1):14—17.

（孙　星）

案例十二　子宫肌瘤围手术期护理

患者韩某,女,49岁。腹部CT示:平扫密度欠均匀,内见多发结节状软组织肿块影,未见明显钙化,增强后早期不均匀轻度钙化,延迟期低于子宫肌层密度,最大者约83mm×63mm。提示:子宫肌壁间及浆膜下多发占位,首先考虑子宫肌瘤。

既往史:2000年行剖宫产术;10余年前行腹腔镜下子宫肌瘤剥除术,否认其他疾病史和过敏史。

个人史:否认不洁生活史。

入院时查血常规分类:血红蛋白62g/L,输白细胞悬浮红细胞血3U,无输血反应。患者完善术前各项检查,在全麻下行"经腹子宫肌瘤剥除＋左侧阔韧带肌瘤剥除＋肠粘连分解＋诊刮术"。术后诊断:子宫多发肌瘤,左侧阔韧带肌瘤,子宫黏膜下肌瘤,瘢痕子宫,中度贫血。术后予以Ⅰ级护理、禁食、吸氧2L/min、心电监护、抗炎止血、蔗糖铁补液支持治疗。去枕平卧位6h,神志清,PCA 5mL/h止痛下切口钝痛,切口敷料干燥,腹带包扎,留置导尿通畅,尿色清,皮下引流管一根接负压球,无明显液体引流出,腹腔引流管引流出少量血性液体,阴道少量出血。自诉切口持续钝痛,NRS

评分为3分,根据Barthel评分,确定患者自理能力为重度依赖。

一、定　义

　　子宫肌瘤是女性生殖器官肿瘤中最常见的良性肿瘤,也是人体中最常见的肿瘤之一,又称为纤维肌瘤、子宫纤维瘤。由于子宫肌瘤主要是由子宫平滑肌细胞增生而成,其中有少量纤维结缔组织作为一种支持组织而存在,故又称为子宫平滑肌瘤,简称"子宫肌瘤"。常见发病年龄为40～50岁,约有20%的35岁以上女性存在子宫肌瘤。

二、分　类

　　按肌瘤所在部位,可分为宫体肌瘤(占92%)和宫颈肌瘤(占9%)。肌瘤原发于子宫肌层,根据肌瘤发展过程中与子宫肌壁的关系,分为肌壁间肌瘤、浆膜下肌瘤和黏膜下肌瘤3类。

1.肌壁间肌瘤

肌瘤位于子宫肌壁内,周围均被肌层包围,占60%～70%。

2.浆膜下肌瘤

肌瘤向子宫浆膜面生长,突起在子宫表面,约占20%。肌瘤表面仅由子宫浆膜层覆盖。当瘤体继续向浆膜面生长,仅有一蒂与子宫肌壁相连,成为带蒂的浆膜下肌瘤,营养由蒂部血管供应。因血供不足易变性、坏死。若蒂部扭转而断裂,肌瘤脱落至腹腔或盆腔,形成游离性肌瘤。若肌瘤位于宫体侧壁向宫旁生长,突入阔韧带两叶之间,则称为阔韧带肌瘤。

3. 黏膜下肌瘤

肌瘤向子宫黏膜方向生长,突出于宫腔,仅由黏膜层覆盖,称为黏膜下肌瘤,占10%～15%。肌瘤多为单个,使宫腔变形增大,子宫外形无明显变化。黏膜下肌瘤易形成蒂,在宫腔内生长犹如异物,常引起子宫收缩,肌瘤被挤经宫颈突入阴道。

临床上,子宫肌瘤常为多个,各种类型的肌瘤可发生在同一子宫,称多发性子宫肌瘤。

三、手术适应证

(1)肌瘤导致月经过多,甚至出现继发性贫血,而药物治疗无效。

(2)肌瘤导致严重腹痛或性交痛或慢性腹痛,浆膜下肌瘤出现蒂扭转。

(3)肌瘤体积过大或引起膀胱、直肠等压迫症状。

(4)确定肌瘤是不孕或反复流产的原因之一。

(5)肌瘤生长速度加快,疑有恶变。

四、手术方式

肌瘤切除术适用于年轻并希望生育的患者。浆膜下肌瘤、肌壁间肌瘤，甚至是黏膜下肌瘤均可采取经腹剜除，保留子宫；脱出至阴道内的带蒂黏膜下肌瘤可经阴道切除。子宫肿瘤术后有50％复发率，约1/3患者需再次手术。

子宫切除术适用于不要求保留生育功能或疑有恶变的患者。子宫切除术包括全子宫切除和次全子宫切除。术前应行宫颈细胞学检查，排除宫颈上皮内瘤变或子宫颈癌。发生于绝经期的子宫肌瘤要注意排除合并子宫内膜癌。

手术可经腹、经阴道或经宫腔镜及腹腔镜进行。

(1)腹腔镜手术：患者置于静吸复合全身麻醉下平卧体位。分别于脐部、下腹部打孔，CO_2造成气腹，腹压≤14 mmHg，置入腹腔镜设备(图12-1)。观察盆腹腔脏器情况，游离病灶，超声刀切除并止血。腹腔镜手术属于微创治疗方法，具有切口小、创伤小、痛苦轻、术中指标平稳、术后恢复快、疗效确切等特点。与开腹子宫肌瘤剥除术相比，腹腔镜子宫肌瘤剥除术操作更方便，且患者需承受的痛苦轻，术后并发症少，预后良好。

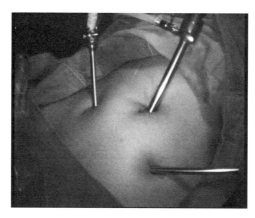

图 12-1　腹腔镜手术

（2）宫腔镜手术：是指在宫腔镜直视下，通过镜内电切环对黏膜下及壁间肌瘤进行切除的微创外科手术（图 12-2），具有创伤小、出血少、恢复快等优点。

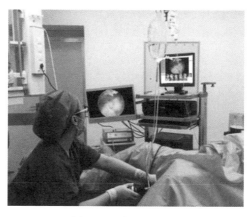

图 12-2　宫腔镜手术

（3）开腹手术：在患者下腹部取长度为6～8cm的切口，将子宫暴露出来，找到肌瘤，作纵形或梭形切口，将肌瘤取出，缝合瘤腔，逐层关腹。开腹手术方式给患者带来较大的手术创伤，术后易发生多种并发症，影响患者的术后恢复，且开腹子宫肌瘤剥除术的伤疤较腹腔镜手术明显（图12-3），影响患者康复后的美观性。

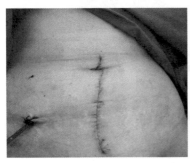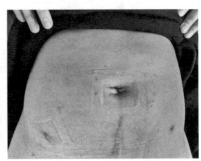

图12-3 开腹手术切口与腹腔镜手术切口

五、麻醉方式与手术体位

麻醉方式：全身麻醉。

手术体位：膀胱截石位，头低足高15°～30°。

六、术前护理

1.心理护理

女性患者心理承受能力较差，通常会过于担心手术情况。腹腔镜作为一种新型的技术手段,还有许多患者并不熟悉,常存在疑问。因此,护理人员在与患者沟通了解病史时,应该做好健康宣教,帮助患者了解腹腔镜的优势和安全性,消除其疑虑,增强信心。对于过分焦虑、烦躁的患者,要充分倾听,了解诉求,有针对性地进行心理护理,纠正不良心理状态。

2. 术前检查

向患者介绍术前准备的内容,各项准备工作的具体时间及必要的检查程序。

3. 皮肤护理

一般腹腔镜手术均采用三孔或四孔操作,从腹部脐孔处进针,因此术前一天需用液状石蜡润滑清理肚脐,嘱患者晚上洗浴时用温水冲洗干净,术前用碘伏对皮肤进行清洁、消毒,以有效预防术后感染。

4. 肠道护理

刺激肠道蠕动,排空肠内积气,清除肠内粪便,以便术中充分暴露术野,降低术后并发症的发生风险。可口服复方聚乙二醇电解质散溶液,这种方式具有清肠速度快、清洁效果较好、患者的不良反应少等优点;也可用乳果糖及开塞露早晚一次行肠道准备,均能达到清洁肠道的效果。术前禁食、禁饮10h。

5. 阴道护理

阴道护理的目的是防止阴道内定植的病原菌上行进入到腹腔,导致感染。所以在妇科手术之前,需要对阴道进行常规的消毒准备。

6. 睡眠障碍准备

患者往往会因为担心手术情况而难以入睡,可给予口服镇静药(如舒乐安定或思诺思)改善睡眠,以保证患者有良好的精神状态迎接手术。

7. 积极处理术前合并症

(1)呼吸系统:配合医嘱用药治疗上呼吸道感染。为防止全麻后发生肺不张或坠积性肺炎,术前应指导患者掌握深呼吸和有效咳嗽咳痰的方法,提高肺功能储备,吸烟的患者要在围术期戒烟。

(2)循环系统:高血压患者按医嘱用药,控制血压;心脏病患者请内科会诊,控制病情稳定后手术。

(3)血液系统:血小板低于 $50×10^9/L$ 者,按医嘱输注血小板;白细胞低于 $2×10^9/L$ 时,需用药提升白细胞;血红蛋白低者,需根据情况给予输血。

(4)内分泌系统:糖尿病患者术前监测血糖变化,血糖波动幅度大可请内分泌科医生会诊协助治疗。

8. 术前营养指导

指导患者摄入高蛋白、高热量、高维生素、低脂肪的富含营养的食物。合理安排菜谱,保证患者在手术前处于最佳营养状态,增强患者的手术耐受力。告知患者在补充营养的同时禁食易产气食物如牛奶、豆浆等,可进清淡易消化饮食,如粥、面条(图12-4)等。

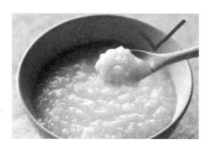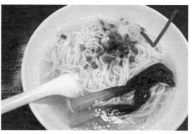

图12-4　术前饮食

9.术前舒适护理

创建舒适的环境,维持病房适宜的温、湿度,保持病房环境的舒适整洁。

七、术后护理

1.护理监测

患者回病房后,当班护士与麻醉师做好交接工作,了解患者术中情况,检查静脉输液、各引流管道是否通畅,腹部切口有无渗血,阴道有无出血,尿色和镇痛方式等,并记录于护理记录单上。给予去枕平卧位6h,头偏向一侧。持续鼻导管吸氧2~3L/min,持续心电监护,严密监测生命体征变化,发现异常,及时通知医师,立即采取相应措施。

2.呼吸管理

呼吸性酸中毒是术后患者最容易出现的症状,常由CO_2气腹后,CO_2吸收过多或腹腔内残留CO_2过多导致。患者可表现为面部潮红、轻度兴奋、肌肉酸痛等,应鼓励患者进行深呼吸,过度换气可加快CO_2的排出。部分患者在全身麻醉后可出现气道梗阻、舌后坠,要保持患者头部尽量偏向一侧,必要时可置入口咽通气道来保持气道的通畅。

3.疼痛护理

术后疼痛是患者术后主要担忧的问题,要及时进行护理干预。一种方法是由麻醉师置入镇痛泵注射止痛药,以$5mL/h$的速度进入静脉,起到持续、平稳减轻疼痛的作用。但有些患者使用镇痛泵止痛有较明显的头晕、恶心等不适。另一种方法是在疼痛剧烈时注射止痛药,如曲马多肌肉注射等,该方法止痛效果好,但持续时间短,通常可维持$2\sim4h$。由于术后使用的止痛药都有不同程度的抑制胃肠运动的不良反应,如非必要,应尽量少用。非甾体类药物与阿片类药物相比,主要针对内脏性疼痛,无恶心呕吐、瘙痒、尿潴留的风险,是腹腔镜术后镇痛的首选药物。

4.尿管、引流管的护理

术后避免尿管、引流管打折,尿袋不可高于膀胱水平面,以避免尿液逆流,造成感染。每日注意观察和记录引流液的量和颜色。

5.胃肠道功能的恢复

给予腹腔镜术后患者饮食指导。术后$6h$可给予流质饮食,如米汤、菜汤、萝卜汤等,但避免进食牛奶、豆浆、甜品等食物,以免出现肠胀气;肛门排气后可给予半流质饮食,少量多餐。术后第2天,可视情况给予软食或普食。

八、术后并发症的观察及护理

1. 腹腔镜、开腹术后并发症及其处理

（1）共有并发症及其处理

①出血：多发生于术后24h，是比较严重的并发症，主要表现为切口渗血，要查看脐孔和耻上两点有无出血。发现渗血多时，应及时更换敷料，必要时予以腹带加压包扎，效果不佳者可在脐孔处缝合1针止血。腹腔镜手术伤口虽小，但仍须注意伤口出血情况。术后护士要注意观察腹部体征、切口渗血及阴道流血情况。留置腹腔引流管的患者，护理人员要严密观察引流液的颜色、性质及量。若引流液呈鲜红色或短期内引流量较大，应警惕腹腔内出血，要及时记录并通知医师。出现休克表现，如血压下降、脸色苍白、心率加速、出冷汗、腹部膨胀、肠鸣音消失、肛门坠胀感等症状立即报告医师，积极配合处理。

②神经损伤护理：上肢输液时，避免上肢过度外展，外展＞90°会损伤臂丛神经。妇科手术常用体位是膀胱截石位，术中患者处于倾斜状态，不仅对呼吸、循环系统有影响，还可能损伤股神经和腓神经。在身体受压部位，护理人员应注意加柔软的中单或衬垫；术后加强患者肢体活动，间隔20min活动下肢，防止损伤加重。

③呼吸道感染：表现为术后咽喉疼痛、咳嗽、痰多，护理时鼓励患者早下床活动，深呼吸，慢慢用力扣拍背部，必要时予以化痰药

物等雾化吸入。

④切口感染:腹腔镜手术极少有感染发生,多数感染仅限于穿刺口皮肤。感染的原因可能与含有醛类的手术器械有关,应用前消毒液没有用生理盐水彻底冲洗干净,残存的消毒液可使穿刺口创面产生化学性炎症,而使切口延迟愈合。同时,右下腹较大穿刺孔为向外夹取切下的组织和标本的通道,反复夹取可增加感染风险;穿刺鞘挤压时间过长,也可引起切口周边皮肤缺血损伤及坏死。而开腹时切口感染常伴有伤口红、肿、痛,局部皮肤温度有升高,触摸有少许波动感,伤口敷料出现脓性黄色分泌物。可采用电磁波热疗,局部照射30min,每天1~2次,以改善微循环和组织血液灌注,既可促进伤口愈合,又可减轻伤口疼痛,消除水肿。

⑤胃肠道反应:恶心呕吐是术后常见并发症。术前焦虑、内脏牵拉、缺氧以及全麻时药物的应用,均可引起5-羟色胺等神经递质的大量释放,作用于其受体,然后兴奋迷走神经,导致恶心呕吐,待麻醉作用消失时症状即可停止,也可受术后药物影响。恶心、呕吐剧烈者,可给予药物或针刺治疗。护理人员应做好术前指导和心理护理,消除患者紧张、焦虑情绪,讲解术前禁食的意义及恶心呕吐时的应对方法;术中积极补足血容量,预防循环波动;术后鼻导管吸氧2~4h,以降低术后恶心、呕吐发生风险。

⑥下肢静脉血栓及护理:深静脉血栓的形成常见于下肢,是妇科手术术后常见并发症。手术中体位改变、气腹压力过高及盆腔操作都会引起血栓性疾病。下肢深静脉血栓包括小腿静脉血栓和

髂股静脉血栓两种类型。髂股静脉血栓可造成患者腹股沟区疼痛和下肢肿胀。栓子一旦脱落可发生肺栓塞,导致患者猝死。护理人员可根据患者情况适当抬高下肢,术日可在床上活动下肢,术后3～4h帮助患者翻身,每2h翻身一次;为患者按摩双下肢;鼓励患者尽早下地活动,加强腿部肌肉功能锻炼,促进下肢血液循环。护士要密切观察病情变化,术后注意观察双下肢有无疼痛、皮温升高及局部点位的压痛;一旦发生下肢静脉血栓,应制动、抬高患肢,避免按摩,防止栓子脱落,遵医嘱应用溶栓药物。

⑦膀胱、输尿管损伤:由于膀胱、输尿管邻近子宫,手术过程中容易损伤膀胱、输尿管。膀胱充盈状态下操作、下腹部手术史导致膀胱位置改变、分离粘连的膀胱和子宫时,均易导致膀胱损伤。

(2)腹腔镜手术特有并发症及其处理

①气肿:为腹腔镜手术常见并发症之一,其原因是腹壁过厚、穿刺未进入盆腔而充气、CO_2压力过高、手术时间长、CO_2气体渗漏进入皮下组织,尤其是高龄妇女及皮下组织松弛者,CO_2更易弥散。主要表现为皮下气肿、纵隔气肿、腹膜外气肿等。气肿一般无需特殊处理,但要防止气体进入膀胱或血管,气体进入血管会引起肺栓塞,导致患者呼吸循环衰竭。

②腹部及肩背部酸胀:充气式腹腔镜因为术中所用气体及手术体位、时间的关系,患者有不同程度腹胀及肩背酸胀。术后应继续吸氧6h以上,行肩背部及胁肋部按摩,每次3～5min,每天3次,持续2～3d。术后取头低脚高位,保持下腹部和下肢抬高15°～30°,

持续2~3d。鼓励患者尽可能早期(术后4~6h)下床活动,适当地增加蔬菜、水果等的摄入量,避免发生术后腹胀(图12-5)。

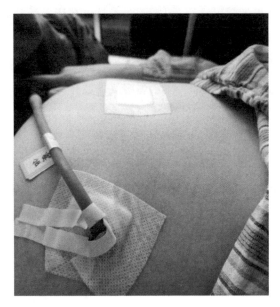

图12-5　术后腹胀

2.宫腔镜术后并发症及其处理

(1)子宫穿孔:由于当前所使用的宫腔镜硬管外鞘直径较大,所应用的电器电极属于伸缩型弧电极。针对子宫后屈位、前屈位的患者,非直视情况下麻醉效果不佳,患者可能出现躁动。也可能因为手术医生临床经验不足、操作不熟悉、用力过大导致子宫穿孔。

子宫穿孔表现为腹胀、血压降低、出汗量大、烦躁等。B超监测可发现宫腔内膨宫液流入到患者腹腔内。

防护方法:当发现接受此类手术的患者发生子宫穿孔时,医务人员应当及时实施抢救工作,要有效减少膀胱压力水平。遵医嘱静注 20U 的缩宫素和 10mg 地塞米松。在此之后,按摩子宫,确保子宫正常收缩。

(2)空气栓塞:相关报道指出,接受宫腔镜手术的子宫肌瘤患者非常容易出现静脉空气栓塞。导致空气栓塞的气体主要来自入水管和组织汽化所生成的气泡。另外值得说明的是,倘若患者在手术中使用头低臀高截石位或者输入到宫腔中的液体间断性产生气体进入到水管,就会引发静脉空气栓塞。

防护方法:如果患者术中取截石位,则要及时为其更换液体瓶,以防止输入到宫腔内的液体形成气体进入宫腔,对于接受此类手术的患者,要使用连续性心前区多普勒监护设备,监测有效血氧饱和度以及呼气末二氧化碳压力水平。手术时对其开展正压通气,一旦发生空气栓塞,应当马上叮嘱患者取左侧卧位,保证呼吸通路畅通。另外也要为患者做好经中心静脉导管抽出气体的准备工作。

(3)电灼伤:在对患者开展宫腔镜手术过程中,需要使用膨宫液。若错误应用晶体液,则切割过程中会对患者的子宫内膜造成电灼伤。值得注意的是,即便皮肤和电极板没有全面接触,也非常容易发生电灼伤。发生电灼伤的患者会表现为极度疲乏、疼痛、痉挛等。

防护方法:为了防止患者出现电灼伤,医务人员在对其实施护理过程中,应当确保正常应用膨宫液。同时,也要保证电极板全面与患者的皮肤接触。如果发生了电灼伤,护士应当第一时间告诉医生暂停相关手术,降低膀胱压力。及时变更膨宫液种类。同时,也要积极更换电极板接触位置,确保患者的皮肤和电极板能够全面贴合。发生灼伤位置的皮肤及时进行冷敷,然后在表面覆盖敷料。

(4)低钠血症:有学者表明,对患者实施宫腔镜手术过程中会产生一定压力,可导致少量至中等量液体通过输卵管被吸收。如果手术过程中应用大量喷雾液、手术时间太长或宫腔中压力太高,均会导致患者出现低钠血症。低钠血症患者表现为血压上升、机体疲乏、嗜睡、恶心、呕吐等症状。

防护方法:当患者发生低钠血症时,护士应遵医嘱给予患者静滴少量高渗盐水或者利尿剂,减少液体进入量。做好水电解质改变观察工作,同时查看患者当前是否存在神经功能紊乱表现。

九、健康教育

1.禁止性生活

一般在子宫肌瘤手术后,需要禁止性生活30d。子宫全切除和次切除术后3个月到医院复查确认正常后,方可恢复性生活。子宫肌瘤手术后1个月,患者应避免过度劳累或者参与过于繁重的劳作,如骑马、提重物、骑自行车等。

2.避免长时间坐卧

术后患者阴道会出现少量流血,持续1个星期为正常;若阴道流血时间超出2个星期,应及时就诊。部分行全子宫切除术的患者,手术后2个星期阴道内会流出少量咖啡色或粉红色分泌物,均为正常现象。

3.注意日常清洁

考虑到子宫肌瘤手术时腹壁切口易出现炎症反应,所以针对切口部位,应定期清洁,保持伤口干燥,并时刻观察伤口是否出现炎症反应。出院时,患者切口缝线刚刚拆除,伤口并未完全愈合,伤口结痂也未完全脱落。因此,患者应在出院1个星期之后再沐浴,禁止盆浴。全身皮肤清洁应首选擦洗方式,并在每日傍晚、每次便后使用清水擦洗会阴部,避免发生切口感染。除此之外,在深呼吸和咳嗽时,患者应用手捂住伤口,尽量选择深部胸式呼吸,以便在改善肺功能的同时保证伤口顺利愈合。

4.注意术后均衡营养

部分子宫肌瘤术后患者存在复发可能,所以应避免长时间过量摄入雌激素、营养滋补品,可增加樱桃、鱼汤、蔬菜、红枣、木耳、动物肝脏、瘦肉、鸡蛋等富含蛋白质、铁元素、维生素食物的摄入量。同时,注意荤菜与素菜、动物蛋白与植物蛋白的合理搭配。一般在子宫肌瘤手术后,患者恢复意识即可恢复进食,可适当增加温开水的摄入量,以补充子宫肌瘤手术时损失的体液。在初始进食时,可以选择稀饭等流质饮食,次日可以恢复正常易消化饮食,但应避免咖啡、辣椒、洋葱等易胀气或刺激性食物。若为开腹手术,则应在肛门排气后再开始恢复饮食。

十、子宫肌瘤患者注意事项

(1)对于尚未生育的有妊娠要求的青年妇女,若子宫肌瘤大小超过4cm,则应行肌瘤剔除术,以免肌瘤影响妊娠。

(2)子宫肌瘤切除术后,需避孕半年至1年再考虑妊娠。

(3)避孕药中含有的激素可能会促使肌瘤增大,因此子宫肌瘤患者需谨慎使用避孕药。

(4)内分泌失调可导致子宫肌瘤增大,所以子宫肌瘤患者需保持心情舒畅,防止过度疲劳,经期尤须注意休息,多吃蔬菜、水果,少食辛辣、刺激性食品。月经量过多的患者,应多吃富含铁质的食物,以防发生缺铁性贫血。注意不要额外摄入雌激素,尤其是在绝经期,以免子宫肌瘤增大。虽然子宫肌瘤的恶变率很低,但是目前仍主张每年至少做一次妇科检查。

(5)保持外阴清洁、干燥,内裤宜宽大:若白带过多,应注意随时冲洗外阴。

(6)确诊为子宫肌瘤后,应每月到医院检查1次。如肌瘤增大缓慢或未曾增大,可半年复查1次;如增大明显,则应考虑手术治疗,以免严重出血或压迫腹腔脏器。

参考文献

[1] 晁延军,李英,马富平,等.免气腹与 CO_2 气腹在腹腔镜胆囊切除术中的临床对照研究[J].中华腔镜外科杂志:电子版,2015,8(3):41－45.

[2] 何三凤.腹腔镜与开腹术应用于子宫肌瘤治疗的近期疗效观察[J].中国医药南,2016,14(18):188.

[3] 雷宇,贾忠,郦仕杰.腹部术后引流管管周渗漏引流装置的制作及应用[J].中华护理杂志,2019,54(5):790－792.

[4] 李娜.腹腔镜子宫肌瘤剔除术与经腹子宫肌瘤剔除术治疗子宫肌瘤效果比较[J].中国急救医学,2016,36(1):54－55.

[5] 刘俊华.500 例妇科腹腔镜手术患者的围手术期护理研究[J].中国实用医药,2013,8(24):211－212.

[6] 吕伟红.舒适护理模式在腹腔镜子宫肌瘤剔除围手术期护理中的应用价值[J].世界最新医学信息文摘:连续型电子期刊,2019,19(10):211,214.

[7] 木哈得斯·买买提.人性化护理模式在子宫肌瘤患者手术室护理中的应用分析[J].饮食保健,2019,6(40):137－138.

[8] 彭文玲.对全麻术后恶心、呕吐实施护理干预的效果观察[J].中国现代医药杂志,2009,5,11(5):128－129.

[9] 苏锦华.手术室人性化护理在子宫肌瘤手术中的效果观察[J].
     基层医学论坛,2019,23(30):4342—4344.

[10] 王根保,吴论,朱小兵,等.肺功能不全对全麻腹部手术老年患
     者术后谵妄的影响[J].山东医药,2018,58(40):62—64.

[11] 许翠仪,唐燕丽.优质护理在腹腔镜子宫肌瘤剔除围手术期的
     护理效果[J].深圳中西医结合杂志,2019,29(2):184—185.

[12] 杨丽珠.临床护理路径在子宫肌瘤患者围手术期护理中的应
     用[J].中外女性健康研究,2019,1(21):94,147.

[13] 张铁铮,李佳男.术后镇痛问题的思辨[J].医学与哲学,2018,
     39(24):12—15.

（唐燕燕）

案例十三 胫腓骨骨折切开复位内固定术围手术期护理

    患者康某,男,一天前外伤致右小腿疼痛,逐渐肿胀,不能行走,遂来我院急诊科就诊,CT检查示:右腓骨小头、胫腓骨下段及胫骨远端多发骨折,周围软组织肿胀。急诊行右下肢石膏托外固定,暂予留观,完善相关检查,拟"右胫骨下段骨折,右腓骨下段骨折,右腓骨小头骨折,右胫骨远端骨折"收住我科。

    既往史:无。

    个人史:有吸烟5年,每天5支,未戒烟。无饮酒史。

    患者入院后予以完善术前各项检查及化验,右跟骨骨牵引,重量为5kg。经对症治疗患肢肿胀消退,在全麻下行"右胫骨骨折切开复位内固定术＋右腓骨骨折切开复位内固定术"。返回病房时全麻已清醒,带回切口引流管一根、留置导尿、PCA 2mL/h维持。遵医嘱予以Ⅰ级护理,禁食禁饮6h后普食;去枕平卧6h,给予持续鼻导管吸氧3L/min,持续心电监护示,抗炎、补液、预见性止痛等对症治疗。患者自诉右下肢切口持续性钝痛,NRS评分为2分,Barthel评分为重度依赖,已汇报医生,DVT评分为8分。

一、定 义

　　胫腓骨是长管状骨中最常发生骨折的骨,胫腓骨骨折占人体骨折的10％～13％(图13-1)。胫腓骨由于部位的关系,易遭受直接暴力打击或压轧。胫骨干中上段略呈三角形,由前、内、外三嵴将其分成内、外、后三面。内外两面被前嵴分隔。前嵴的上端为胫骨结节,胫骨内侧面仅有皮肤覆盖。胫骨结节及胫骨前嵴均位于皮下,是良好的骨性标志。中、下交界处较细弱,略呈四方形,是骨折的好发部位。

　　胫骨的营养血管由胫骨干上1/3后外侧穿入,在密质骨内行一段距离后进入骨髓腔。胫骨干中、下段发生骨折时,营养血管易受损,导致骨折下段供血不足,发生迟缓愈合或不愈合。动脉在进入比目鱼肌腱弓后,分成胫前、胫后动脉,两条动脉都贴近胫骨下行,胫骨上端发生骨折移位时,易损伤血管,引起缺血性挛缩。

　　腓骨为细长管状骨,是小腿肌肉附着的重要骨骼,有支持胫骨和增强踝关节稳定性的作用。骨折后移位幅度常不大,易愈合。腓骨头下方的细小部位为腓骨颈,此处有腓总神经绕行,为腓总神经损伤的好发部位。腓骨的血供来自滋养动脉、干骺端动脉和骨膜动脉。

　　胫腓骨之间有坚韧的骨间膜相连,其周缘又有较坚实的深筋膜包绕,一旦骨筋膜室内压力增高,缓冲余地很少,很容易发生骨筋膜室综合征。

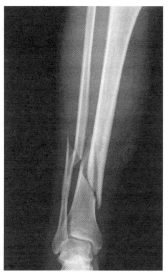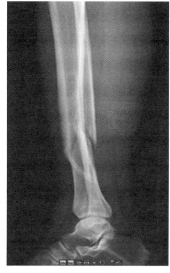

图 13-1　胫腓骨骨折(右)

二、手术方式与麻醉方式

(一)手术方式

1. 钢板螺钉固定

钢板螺钉固定适用于有移位的不稳定胫骨近端和远端 1/3 骨折,合并膝、踝关节内骨折,髓内钉置入困难或要求精确解剖复位的骨折,斜形、横断或粉碎性骨折(图 13-2)。由于胫骨前内侧仅有皮肤覆盖,所以常选择在胫骨外侧、胫前肌的深面置入钢板螺钉固定。加压钢板固定稳固,可相对加快骨折愈合的时间,减少对膝关节、踝关节的影响。

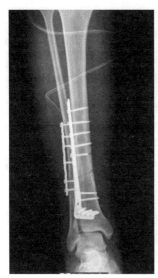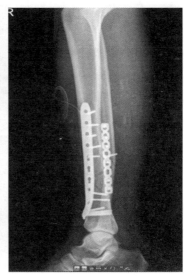

图13 2　胫腓骨骨折(右)钢板螺钉内固定术后

2. 髓内钉固定

髓内钉固定已成为治疗移位胫骨干骨折的常规手段。除骨折部位过于靠近远端或近端以及胫骨解剖异常妨碍应用髓内钉外,无论开放或闭合胫骨骨折,髓内钉均能有效固定,且可控制侧向、旋转和成角移位,术后不需外固定,不影响膝关节、踝关节功能,降低发生感染及其他并发症的风险,明显缩短骨折愈合时间。对于多段骨折患者,使用髓内钉固定,可防止成角畸形,亦可取得较好效果。

3.外固定架

外固定架用于有严重的软组织伤或复合伤、全身情况较差的患者,可使骨折部位得到快速确实固定,降低开放性骨折的感染风险(图13-3)。

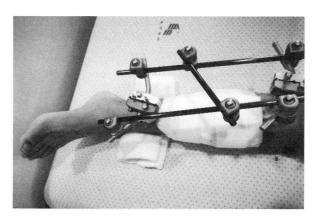

图13-3　胫腓骨骨折外固定架术后

(二)麻醉方式

一般选用硬膜外麻醉或者全身麻醉的方式。

三、手术前护理

(一)心理调适

关注患者疾病治疗情况的同时及时了解和有效疏导患者的心理问题,可减少护理风险事件的发生风险,帮助患者缓解疼痛,促进康复,缩短住院时间,提高护理满意度。

1.入院初期

创伤所导致的患者心理应激反应,因个体性格差异会有不同表现,如表现为情绪激动、焦躁或沉默。护理人员应根据患者不同的表现给予积极、恰当的回应,耐心倾听患者的诉说,给予患者安慰性语言,提供生活上的帮助,及时解答患者及其家属的疑问,让患者平稳度过急性应激期。

2.术　前

择期手术患者常会产生焦虑情绪,严重者会产生负性情绪。护理人员应耐心沟通、引导,向患者讲解疾病相关知识,介绍手术相关情况,消除患者疑虑,给予鼓励与支持;也可分享手术成功案例给患者,减轻患者的心理负担和恐惧感,帮助建立康复的信心,以获取患者在治疗上的积极配合。

(二)禁饮禁食

传统的禁食禁饮标准为成人术前8～12h禁食、4h禁饮。但禁食、禁饮时间过长,易导致患者发生饥饿、口渴、烦躁及低血糖等。因此,美国麻醉医师协会(ASA)修订术前禁食、禁饮指南规定:成人术前2h可进食液体食物,如纯净水、红茶、绿茶、纯果汁等;儿童术前6h可进易消化食物,如面包、牛奶、配方奶等,术前8h可正常饮食。

(三)营　养

向患者及其家属宣教加强营养的重要性,注意食物的色、香、味,以增加患者食欲。宜选择高蛋白、高热量、高维生素饮食。可多进食鱼类、奶类和肉类,以提供必要的蛋白质;可多食用蔬菜与水果,以增加维生素的摄入量,增强患者的抵抗力。对于贫血、消瘦等全身情况较差的患者,必要时予以静脉输入脂肪乳、氨基酸等;对于有糖尿病、高血压、肾病等基础疾病的患者,加强营养的同时需结合基础疾病的饮食要求。

(四)疼痛管理

关注患者的疼痛症状,通过分散患者的注意力,如听音乐、看电视等方法,帮助患者放松精神,进而降低患者的疼痛感。可以指导家属与患者多聊天,在屋内放一些轻柔的音乐或者养一些患者喜爱的植物等,帮助患者转移注意力;指导患者进行深呼吸,以减轻疼痛程度;针对疼痛比较严重的患者,可以遵医嘱给予适量的止痛药,帮助患者缓解疼痛。

(五)患肢肿胀管理

(1)患者取仰卧位,抬高患肢,促进血液回流,以减轻水肿和疼痛。

(2)肿胀明显者,可使用冰袋,患者受伤入院后即可持续72h以上使用冰袋。使用冰袋冷敷时要注意:使用前要向患者及家属解释使用冰袋冷敷的目的及重要性,以取得理解与配合;使用一次性瞬冷冰袋时,一定要用毛巾包裹或放入布套内,避免冰袋与皮肤直接接触,防止局部皮肤冻伤,还要及时更换冰袋,保持患肢局部处于低温状态;在使用过程中,要加强巡视,密切观察患者的全身情况及患肢末梢血运。

(3)可使用50%硫酸镁溶液外敷消肿。50%硫酸镁溶液为高渗溶液,局部湿敷可产生高渗透性,因此可使肿胀部位组织水肿液在短时间内吸收、消失,从而减轻水肿对局部组织的损伤,起到局部消肿的目的。

(4)甘露醇是临床常用的消肿药,主要通过增加肾小管内渗透压,减少肾小管对原尿中多种溶质的重吸收,促进水和电解质的排出,同时还可将细胞间液中的水分转运至细胞外,减轻组织水肿。

(六)睡眠管理

满足患者的睡眠要求,为患者介绍促进睡眠的方法如听轻音乐、喝牛奶、创造良好的睡眠环境,以保证患者良好的睡眠质量(尤其是手术前一天),必要时根据医嘱使用助眠药物。

(七)床上大小便训练

帮助患者消除对床上排泄的顾虑。床上大小便训练是为适应长期卧床需要,防止因体位不习惯而致尿潴留或便秘。

(八)石膏固定

(1)用于固定的石膏未干透时,易受压产生凹陷或变形断裂,因此须待石膏干硬定型后再搬运患者,搬动时也应注意用手掌托起石膏,避免使用手指形成压迫点。

(2)对于下肢石膏固定患者,可摇高床尾或使用抬腿架以抬高患肢,使患肢高于心脏水平约20cm,以利于静脉、淋巴回流,减轻肿胀。

(3)密切观察患肢末梢血液循环情况,观察患肢肢端温度、颜色、感觉、活动度、肿胀及毛细血管充盈情况,如肢端皮温降低,或出现变白、发绀、感觉减退、无法自主活动、被动活动时疼痛等,应立即评估石膏绷带松紧度,并立即通知医生处理。检查毛细血管充盈情况的方法:用力按压趾甲,甲床出现苍白区,松开后1~2s转红润为正常。

(4)每日观察患者石膏边缘的皮肤情况,观察有无受压或刺激现象。为防止压疮的发生,石膏边缘处需用棉衬保护。

(5)定期观察石膏固定是否有效,及时处理石膏过紧或过松情况。保持石膏的清洁干燥,避免污染。

(6)石膏固定后,未固定的关节应尽量活动,早期可做被动运动,也应鼓励患者做主动锻炼,在石膏固定范围内做肌肉伸缩活动。

(九)骨牵引

跟骨牵引适用于胫腓骨不稳定性骨折、某些跟骨骨折及髋关节和膝关节轻度挛缩畸形的早期治疗(图13-4)。如胫腓骨骨折有严重移位,需在复位后增加小腿石膏固定,再进行牵引。一般成人的牵引重量为4~6kg。

1.注意事项

在牵引过程中,由于牵引力的作用,身体易过度向床尾滑动,以致脚抵住了床尾护栏,从而失去身体的反牵引力。为保持反牵引,下肢牵引床尾应抬高,骨牵引抬高20~25cm。胫腓骨中下段骨折行跟骨牵引时,可将牵引绳系在牵引弓的外侧,使踝关节轻度内翻,以利于骨折复位。为保持牵引效果,应经常检查有无影响牵引的情况,并及时纠正。牵引绳要与患肢在同一轴线上,不可脱离滑轮。牵引重锤应保持悬空,如牵引绳过长落在地上或旁靠床栏,也都会影响牵引力,应及时纠正。向患者及其家属做好宣教,告知其被服、用物均不可压在牵引绳上,牵引的重量是根据病情决定的,切不可随意减轻或增加。

2.观察内容

需要观察牵引患者的肢端皮肤温度和颜色、足背动脉搏动、毛细血管充盈情况、足趾活动情况,还需要听取患者主诉,如是否有疼痛、麻木的感觉等。尤其是皮肤牵引患者,应密切观察患肢的血液循环。若患者肢端皮肤颜色青紫、温度降低、足背动脉搏动减弱、毛细血管充盈缓慢、被动活动引起剧痛,肢体出现肿胀、疼痛、麻木等,则提示血液循环障碍或有神经压迫,应及时查明是否发生包扎过紧、牵引重量过大等情况,须及时处理。

3.预防并发症

骨牵引患者需持续卧床,应注意预防各种并发症的发生。指导患者定时进行有效咳嗽咳痰,预防坠积性肺炎的发生。避免局部皮肤长时间受压,每班查看受压部位皮肤,可用软毛巾垫于足下,以防止发生压疮。同时,指导患者进行双下肢肌肉的等张、等长运动及踝泵运动,告知其功能锻炼及预防下肢深静脉血栓的重要性。

4.牵引针孔的护理

针孔处每日用75％乙醇滴注2次。保持牵引针孔处清洁、干燥。若发现针孔处有分泌物或针孔渗血,应则立即通知医生予以无菌换药,防止发生感染。若发生牵引针偏移,勿自行复位,应立即通知医生处理。

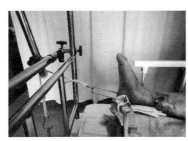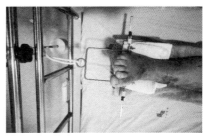

图13-4　跟骨牵引

四、手术后护理

(一)卧　位

术后患者取卧位,抬高患肢,以促进血液循环。护士定时观察患者的体位,发现问题及时纠正。

(二)术后锻炼

(1)建议尽早行足趾的主动屈伸活动、股四头肌的等长收缩运动和髌骨的被动活动。

(2)内固定术后第3天可行膝关节的屈曲活动;外固定术后5~7d患者可患肢不负重扶拐下床活动,外固定除去后应充分练习各关节活动,逐渐负重活动。

(3)禁止患肢旋转活动,因其影响骨折端的稳定,导致骨不连,影响愈合。

(4)胫腓骨骨折需要在专业医生及康复师指导下进行功能康复。建议患者可先行关节屈伸活动,在不负重的情况下活动脚趾、踝关节和膝关节,后期再行扶拐下床活动,逐渐恢复行走功能。

(三)咳嗽训练

指导患者进行腹式呼吸、吹气球及有效咳嗽训练,双上肢做扩胸运动,以增强呼吸肌的收缩力和抗疲劳能力,增大肺通气量,改善肺功能。保持病房的温湿度,鼓励患者多饮水,保持口腔清洁。在病情许可的情况下,定时为患者翻身、叩背。痰液黏稠者,可给予以雾化吸入,每日2~3次,以利于排痰。

(四)管路护理

1. 导尿管的护理

嘱患者多饮水,每日饮水2000mL,妥善固定尿管和尿袋,严防滑脱,保持导管通畅,勿折叠扭曲,密切监测尿液的量、颜色及性质,并做好记录。保持会阴部清洁干燥,每天进行会阴部护理2次。每天评估拔管指征,尽早拔管,预防泌尿系统感染。

2. 切口引流管的护理

评估导管风险,做好相应的导管标识,妥善固定引流管,保持引流管通畅。告知患者保持引流通畅的重要性,告知患者及其家属应注意避免引流管扭曲、折叠、脱落,尤其是在进行功能锻炼或翻身时。若引流管末端连接一次性无菌引流袋,由于引流袋没有防逆流装置,其放置位置应低于切口30~50cm,以利用切口渗血渗液形成的自然压力和重力引流。每日记录引流液的量、颜色和性质,若引流液量每小时为100~200mL、切口局部渗血或渗液较多,则应及时报告医生,及时处理。

(五)饮食营养

术后禁食6h,若患者如无恶心、呕吐等反应,可先给予少量流质饮食,以后根据情况逐渐改为半流质饮食或普食。因为手术后患者短期内会存在食欲减退、恶心、呕吐,消化功能暂时被抑制的情况,所以术后初期应坚持少量多餐、清淡易消化的饮食原则,应以高热量、高蛋白、丰富维生素、低脂、低盐的饮食为主。告知患者少食易产气引起腹胀的食物,如牛奶、豆类食物等,宜选食富含纤维素多的蔬菜和水果,如菠菜、白菜、青椒、油菜、苹果、香蕉、猕猴桃等,并多饮水,防止发生便秘。还应教会患者正确按摩腹部的方法,促进肠蠕动,防止肠胀气、腹胀和便秘。

(六)镇痛泵

一般在术后8h左右手术切口疼痛达到最高峰,术后疼痛会给患者带来躯体不适、焦虑等,且患者常因疼痛而拒绝进行功能锻炼,因而影响疾病预后并延误康复的最佳时机,故可在术后选择镇痛泵持续输注镇痛药物治疗。

镇痛泵按注射方式和镇痛药物的不同分为硬膜外泵和静脉泵2种。镇痛泵的给药量由麻醉医师预设,不可随意更改。根据预设的流量镇痛泵会自动持续给药约48h。在疼痛加剧时,患者可通过按压自控按钮给予额外剂量的镇痛药,以减轻疼痛。

(七)并发症观察

胫腓骨骨折常见的并发症有骨筋膜室综合征、神经损伤、感染、愈合不良、关节僵硬等。

1.骨筋膜室综合征

骨筋膜室综合征是指创伤发生后,由骨、骨间膜、肌间隔和深筋膜形成的筋膜室内肌肉、神经等组织因急性缺血、缺氧而引起的临床综合征。

(1)临床表现

1)疼痛:创伤后肢体疼痛是骨筋膜室综合征最常见的临床表现,早期表现为进行性加重的静息痛,疼痛程度通常与原始损伤程度不相符,且经过肢体固定等处理后,疼痛仍不能缓解。被动牵拉(屈伸)患肢足趾时疼痛明显加剧是早期诊断骨筋膜室综合征的特异体征。

2)患肢肿胀:在缺血早期,因受累骨筋膜室充盈、膨胀,患处皮肤肿胀,皮温增高,触诊可感到骨筋膜室内张力增高,亦可表现为早期皮肤出现水疱。如缺血持续存在,可导致患肢组织张力进一步增高,肿胀加重。对于肢体使用石膏固定或发生深部骨筋膜室综合征的患者,肿胀症状在早期并不明显。

3)患肢皮肤颜色改变:在早期,筋膜室内压力升高尚不足以压迫动脉造成肢体缺血,此时患肢皮肤潮红;随着筋膜室内压力的升高,患肢动脉受压,血流灌注减少,可致患肢皮肤苍白、发绀,甚至出现"大理石花斑"。若在早期便出现患肢苍白和动脉搏动消失,通常预示合并动脉损伤。

4) 患肢感觉异常:感觉异常是骨筋膜室内神经组织缺血的早期表现,其中最早出现的是触觉异常,压力感觉异常次之,本体感觉异常最晚出现。两点辨别觉可用来帮助判断神经组织缺血情况,但创伤所致疼痛、焦虑及检查时患者的精神状态可影响检查结果。

5) 患肢麻痹:患肢麻痹可由出血、紧束、疼痛等综合因素引起,亦可与继发于创伤、神经损伤、软组织挫伤的疼痛抑制有关。单纯的肌肉麻痹可能是骨筋膜室综合征的"晚期症状"。受累间隔内肌肉出现麻痹症状意味着肌肉、神经等组织已发生了不可逆转的损伤,预后较差。

6) 患肢脉搏减弱:在早期,骨筋膜室内压力上升,会造成供给肌肉血供的小动脉关闭,肌肉发生缺血,但此压力远低于患者的收缩压,患肢远端脉搏仍可触及搏动,但相比健侧减弱。所以肢体远侧动脉搏动存在并不是安全的指标,应结合其他临床表现进行观察分析,协助诊断。

(2)治　疗

1) 早期干预:密切观察患者病情,对早期怀疑骨筋膜室综合征的患者,应及时汇报医生,根据病因解除外部因素带来的压迫,改善微循环,延缓病情发展。对于下肢骨折的患者,可使用骨牵引术稳定骨折并降低筋膜室内容积。同时,抬高患肢至心脏水平,但不超过心脏水平的患者,严禁按摩和热敷,以免加重组织缺血;可静脉滴注20%甘露醇,以改善微循环以及减轻水肿,严密观察。

2)行骨筋膜室切开减压术:对已确诊的骨筋膜室综合征患者,应立即行骨筋膜室切开减压术,在伤后6~8h内彻底减压,最迟不能超过12h。

2.神经损伤

胫骨上段骨折患者若出现下述情况,则提示有腓总神经损伤:①垂足畸形;②踝不能背伸,不能伸趾;③足背感觉消失。因此,要经常检查局部皮肤有无受压、有无足下垂的症状,足部可穿防外旋的丁字鞋,以保持踝关节的功能位置,防止足下垂。同时,辅以神经营养药物以促进神经恢复。及早鼓励并指导患者做肌肉锻炼,定时按摩、理疗,促进局部血液循环,防止失用性肌萎缩。

3.关节僵硬

功能锻炼是恢复患肢功能的重要措施,其能加速患肢水肿消退,促进骨折愈合,减少和避免肌肉萎缩、关节僵硬等多种并发症,使患肢恢复正常功能。指导患者进行患肢足趾、足背伸屈活动及股四头肌的等长收缩训练,并根据肢体肿胀情况进行髋、膝、踝关节的主动功能活动。康复师根据每位患者实际病情,个体化制定活动量指标,并给予正确指导,护士协助督促,活动次数、时间以患者感觉能耐受为度。

五、出院后护理

(一)锻　炼

锻炼以从简单到复杂、循序渐进、逐步发展为原则。教会患者正确使用拐杖的方法:拐杖顶部距腋下留有5~10cm的间隙,扶手高度应平齐患者腕部,先双侧拐杖同时向前,寻找拐杖支撑点,再患肢向前,迈进双拐之间,最后健肢向前,迈进双拐之间,站稳。

(二)复　查

患者出院后3个月、6个月、1年复查患处X线片,以了解骨折愈合情况。如遇不适感,及时复诊。

(三)后续治疗

如出现切口处红肿、疼痛、流脓等情况需及时复查。

(四)营　养

出院的患者已进入恢复期,这一阶段需均衡饮食,注意休息,劳逸结合。指导患者家属给予患者合理的饮食搭配,宜进食高热量、高蛋白、高维生素、易消化的食物,多吃富含植物有机活性碱和含钙高的食品,以增强机体抵抗力和组织修复能力,促进康复。

参考文献

[1] 曾政,王峰,王栋.胫腓骨骨折合并腓深神经损伤的疗效及并发症分析[J].中国实用神经疾病杂志,2016,19(1):86－87.

[2] 高娜.北京协和医院骨科护理工作指南[M].北京:人民卫生出版社,2016.

[3] 高小凤.舒适护理在老年胫腓骨骨折骨牵引固定术中的应用效果[J].中国当代医药,2019,26(29):244－247.

[4] 李春雪.综合护理方式在胫腓骨骨折护理中的应用[J].中国医药指南,2016,14(22):250－251.

[5] 任蔚虹,王惠琴.临床骨科护理学[M].北京:中国医药科技出版社,2007.

[6] 唐阳.综合护理对胫腓骨骨折患者负性情绪及疼痛的影响探究[J].中国伤残医学,2016,24(8):102－103.

[7] 吴国云.胫腓骨骨折护理中应用综合护理的效果研究[J].中外医疗,2020,39(31):138－140.

[8] 胥少汀,葛宝丰,卢世璧.实用骨科学[M].郑州:河南科学技术出版社,2019.

[9] 张梅.综合护理方式在胫腓骨骨折护理中的应用[J].中国伤残医学,2016,24(8):103－104.

[10] 张荣灿,许志贤,张正超.VSD治疗在胫腓骨开放性骨折感染中的应用价值研究[J].当代医学,2020,26(17):6－9.

[11] 张彦.分析综合护理方式在胫腓骨骨折护理中的效果[J].临床医药文献电子杂志,2019,6(24):127－129.

[12] 中国急性骨筋膜室综合征早期诊断与治疗指南(2020版)[J].中华创伤骨科杂志,2020,22(8):645－654.

（王　霄　陈　莺）

案例十四 下肢静脉曲张高位结扎剥脱+腔内激光术围手术期护理

患者盛某,女,60岁,8年前无意中站立时发现左下肢皮肤蚯蚓样隆起,抬高患肢稍有好转。无发热,无胸闷气促,无下肢酸胀不适等,当时未予重视,未行诊治。8年来上诉症状逐渐加重,下肢静脉曲张逐渐明显,且出现左下肢酸胀,以左小腿较重,皮肤无色素沉着、发红、脱屑,无皮温改变,无活动障碍,无皮肤溃烂。今为求进一步治疗,来我院就诊,门诊拟"左下肢静脉曲张"收住入院。

既往史:既往体健,无过敏史

体格检查:脉搏 78 次/min,呼吸 18 次/min,血压 133/73mmHg,体温 37℃,神清,双侧腹股沟淋巴结未触及肿大,左侧大腿内后方,小腿内后方可见较多曲张静脉,静脉迂曲成团,无压痛,无色素沉着,无渗出,无皮温升高,无活动障碍,下肢无肿胀,左侧下肢大隐静脉瓣膜功能试验(+),深静脉通畅试验(一),交通静脉瓣膜功能试验(一)。左侧下肢侧股动脉、胫后动脉、足背动脉可及,趾端血运可。

辅助检查:左下肢深静脉造影示左下肢浅静脉曲张,深静脉通畅。

诊断:左侧下肢静脉曲张。

治疗经过:完善术前常规检查、准备。入院后第3天在腰麻下行"左侧大隐静脉高位结扎、抽剥＋腔内激光治疗术",手术经过顺利。术后予以抗凝补液对症治疗,下肢抬高位。患者术后恢复良好,术后第1天恢复饮食,术后第4天左下肢切口敷料已拆除,穿上弹力袜并出院,愈合良好,患者无术后并发症。嘱10d后来院拆线。

一、定　义

下肢静脉曲张是指下肢表浅静脉瓣膜功能不全导致血液回流障碍而引起的以静脉扩张、迂曲为主要表现的一种疾病(图14-1)。下肢静脉曲张是血管外科最常见的疾病,在四肢血管疾病中发病率最高。我国15岁以上人群的患病率为8.6%,45岁以上人群的患病率高达16.4%,其发病率随年龄的增长而增加。

二、易发人群

(1)教师、司机、医务人员、白领都属于高发人群。长时间保持一个姿势,如久站、久坐、久卧都会引起静脉回流减慢,导致静脉血液瘀滞。

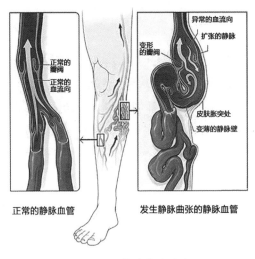

正常的瓣阀
正常的血流向

异常的血流向
扩张的静脉
变形的瓣阀
皮肤胀突处
变薄的静脉壁

正常的静脉血管

发生静脉曲张的静脉血管

图14-1　静脉曲张形成

(2)老年人随着年龄增长,血管弹性降低,血管壁张力下降,静脉瓣膜会出现由轻到重的功能不全。因此,老年人也是静脉曲张高发人群。

(3)孕期子宫增大,盆腔内血流量增加,导致静脉内压力增高,影响下肢血液回流,从而导致孕妇成为静脉曲张高发人群。

三、临床表现

(一)早　期

早期表现为小腿发胀,早晨起床时较轻,晚上加重,有时早晨轻松穿上的鞋,晚上脱下时却比较困难。脚踝内侧可能会有麻木和轻度疼痛的感觉,有时晚上卧床睡觉时会有小腿"抽筋"的感觉。红血丝,网状静脉,蜘蛛样网状静脉:网状静脉和蜘蛛样网状静脉曲张一般呈蓝紫色。此时,大部分人并没有疼痛感(图14-2)。

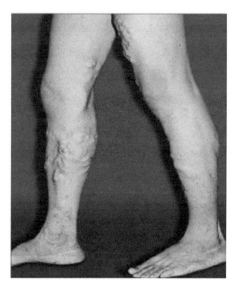

图14-2　早期表现

(二)晚　期

晚期静脉曲张患者小腿和踝部皮肤发生营养性改变,出现肢体肿胀、凹陷性水肿,皮肤萎缩、脱屑、瘙痒、色素沉着。由于缺乏营养,轻微损伤即可引起经久不愈的慢性溃疡,并可继发出现血栓性静脉炎(表现为局部红、肿、热、痛,可触及条索状肿物)和大量出血(图14-3)。

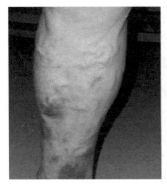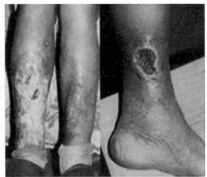

图14-3　晚期表现

四、治疗方法

(一)非手术治疗

非手术治疗适用于病变局限、症状较轻者，或妊娠期间发病及症状虽然明显但不能耐受手术者。主要措施如下。

(1)穿弹力袜或用弹力绷带外部加压，适用于大多数患者，疗效肯定。

(2)给予黄酮类和七叶皂苷类药物，可缓解酸胀和水肿等症状。

(3)注射硬化剂。

(4)处理并发症。对于血栓性静脉炎患者，给予抗生素及局部硫酸镁湿敷治疗。对于合并湿疹和溃疡者，予以抬高患肢和局部加压包扎止血，必要时予以缝针止血，待并发症改善后择期手术治疗。

（二）手术治疗

手术治疗适用于深静脉通畅、无手术禁忌证者。

（1）传统手术：大隐静脉或小隐静脉高位结扎和曲张静脉剥脱术。

（2）微创手术：下肢大隐静脉高位结扎、抽剥＋腔内激光成形术；静脉腔内激光联合泡沫硬化治疗。

五、手术前护理

（一）入院首次护理

所有患者入院后，责任护士应详细询问患者的个人信息，如住址、婚姻史、过敏史、既往史、服药史及烟酒史等。

（二）心理护理

病房保持良好的休息环境。患者治疗之前大多会存在焦虑、担心、紧张等情绪，护理人员应了解患者个人信息、患肢情况、病史、用药情况，以及有无药物过敏史，带领患者了解病区环境，耐心倾听患者主诉并答疑，做好患者入院宣教。主治医生与患者交谈，帮助患者了解自己的病情、手术的过程及相关注意事项，使其感受到医护人员的认真负责，以及对自己的关心和重视，增强患者的治疗信心。

（三）安全防护

术前，护士应详细了解患者年龄、病情、既往史、自理能力，观察是否有头晕、双下肢无力等症状；应经常巡视病房，嘱患者及其家属采取安全防范措施，夜间要求家属陪护，加床栏，创造舒适的睡眠环境，保证患者充足睡眠，必要时可遵医嘱给予安眠、镇静类药物，为手术创造最佳条件。

(四)体位护理

在体位护理方面，所有的患者都要采取良好的坐姿。在日常生活中，如果患者有跷二郎腿的习惯，那么一定要对双膝交叉的时间进行严格的控制。因为双膝交叉时间过久可压迫静脉，影响静脉血液回流。指导患者尽量卧床休息，避免长时间站立，站立时两腿轮流承重，不能让双腿同时支撑身体重量，经常练习踮脚。卧床休息时，指导患者将患肢抬高20～30cm，可做足背伸屈运动。如有下肢静脉溃疡，应先辅以抗生素治疗，待感染得到控制后再行手术。下床活动时，指导患者正确使用弹力袜或弹力绷带，以促进静脉回流，减轻患肢症状，伴有下肢缺血者禁用弹力袜。卧床时，可将软枕垫于双腿下，或抬高床尾，保持头低足高位，促进血液回流及适应术后体位要求。指导患者练习床上排尿。

(五)溃疡护理

下肢静脉曲张伴有溃疡的患者，入院后需做好溃疡处皮肤的护理，防止感染及继发其他疾病。具体操作如下。

1.综合评估患者病情

患者入院接受治疗后，护理人员需要综合评估患者病情、营养及代谢性疾病情况。仔细观察患者各个器官功能状况,评估患者是否存在神经系统功能障碍,并确定患者凝血功能。及时掌握患者伤口情况,利用科学化、系统化、规范化的护理干预措施促进伤口愈合。吸烟能使血液变得黏稠,故对有吸烟习惯的患者,应劝其戒烟。

2. 基础性疾病护理

通常情况下,患者伤口为慢性伤口,而这些患者普遍合并多种慢性疾病,如高血压、高血糖等,容易造成血管硬化,影响血管收缩功能;同时,患者自我修复能力差,影响伤口愈合,减弱患者抵抗力。对此,护理人员需予以有效的护理措施,规范治疗,并做好健康教育。仔细询问患者病史,规范执行医生的治疗措施,并做好饮食和活动的指导性护理。

3. 加强溃疡护理记录

护理人员在实施各项护理措施时,应客观、准确、连贯、真实地记录溃疡伤口的情况,以体现患者病情的动态变化。避免出现为了记录而单纯记录,以及复制现象。护理人员需详细记录伤口处理的时间与具体操作方法,并评估伤口愈合情况及治疗手段的可行性,观察患者耐受性。

4. 换药护理

医护合作是处理溃疡伤的重要内容。护理人员需配合医师的各项诊疗活动,同时应注意观察、详细记录并反馈治疗情况,必要时还应配合医师做好各项处理措施。用药护理有助于患者伤口愈合,清创时去除患者伤口腐肉,露出新鲜肉芽组织,残余空腔填塞敷料,以此促进伤口愈合。结合患者的实际情况,护理人员需与患者进行良好的沟通,以便换药时能够得到患者的积极配合,避免不良事件的发生。

(六)完善各项检查

入院后,常规查血常规、凝血功能、尿常规、便常规、心电图、胸部X线片。手术前,行患肢静脉B超或血管造影等检查,详细了解下肢静脉曲张情况及有无静脉血栓,并对肝、肾、心、肺功能等进行全面评估。详细询问患者病史,确定是否有手术禁忌证。

(七)皮肤准备

注意患者术前下肢皮肤表面是否干净,避免用碱性较强的皂液清洗,术前2d,上至脐平,下至足趾,每天清洁大腿和腹股沟部,可降低术后感染的风险。术前1d,用记号笔画出静脉曲张的范围,明确切口部位,以提高穿刺成功率。对于有不同程度皮肤色素沉着、皮炎等的患者,嘱期切忌搔抓和碰伤皮肤,可适当给予止痒处理;对于溃疡创面有感染者,可遵医嘱使用抗生素;防止患肢受凉、外伤。

(八)饮食护理

给予患者高蛋白、高维生素饮食,提高患者机体抵抗力。术前常规禁食10h、禁水6h。

六、术后护理

(一)术后常规护理

(1)保持病房安静、整洁、舒适,温湿度及光线适宜,空气流通。

(2)遵医嘱给予心电监护,监测患者生命体征,向家属做好宣教工作,患者术后卧床期间督促并协助患者翻身,避免皮肤长时间受压导致破损。

(3)术后患者易产生紧张、焦虑以及烦躁等情绪变化,护理人员应加强对患者的心理护理。

(二)术后体位与活动的指导

术后应按照麻醉方式取去枕平卧位6～12h,如有恶心呕吐,则需将头偏向一侧,确保呼吸道通畅,防止误吸。卧床期间,加强翻身,垫软枕抬高患肢20～30cm,以促进静脉回流,减轻肢体肿胀,促进愈合。患者清醒后,鼓励其在床上进行踝泵运动,每天3组,每组15～20次,腓肠肌群的收缩挤压有利于静脉回流,可降低静脉血栓等术后并发症的发生风险。术后12～24h,可下床活动,运动量不宜过大,刚开始以短距离、短时间为宜,运动时需穿弹力袜或用弹力绷带,以后逐渐增加活动时间、次数及距离,宜循序渐进、量力而行,促进血液循环,预防血栓形成。避免剧烈运动、久站、静坐或静立。

（三）饮食护理

术后6h,若患者未发生恶心、呕吐,可以适当进食流质与半流质饮食,之后可依照患者的实际情况,慢慢过渡到普通饮食。应合理补充营养,在饮食方面要多元化,例如:可食低盐、低脂、低胆固醇、营养丰富、高维生素、高蛋白、清淡、易消化的食物。忌烟、酒、辛辣刺激性食物、暴饮暴食。如果摄入的水分过于充足,还应确保摄入充足的微量元素,增加伤口愈合的速度。

（四）手术肢体的护理

（1）术后应密切观察患者腹股沟区切口有无渗血,倾听患者主诉,了解有无任何异常,如有异常及时通知医生并协助进行处理。

（2）手术肢体用棉垫压迫弹力绷带包扎3～4层,向患者讲解注意事项:①弹力绷带应均匀包扎无卷曲;②松紧度适宜(可容一指),避免出现肢体水肿青紫(如有发生,适当松解绷带);③若绷带松脱,应及时加压包扎。3～4d后拆除弹力绷带,检查术区皮肤情况,是否有残留的曲张静脉(如有残留,择期采用泡沫闭塞治疗),观察患者患肢有无渗血、红肿、压痛等感染征象,如出现轻度肿胀,属正常反应,不需特殊处理,一般可自行缓解。还要密切观察患者足背组织和足背动脉搏动情况,如果患者患肢的足背组织有水肿,则建议检查其弹力绷带情况,对其松紧度进行分析,结合患者的实际情况对其合理调整。

（3）对于术前患肢有溃疡的患者,应继续给予药物治疗,切勿频繁更换敷料,揭除敷料时应小心谨慎,以免损伤新生的肉芽组织。

(五)疼痛护理

指导患者正确使用疼痛评分工具,准确表达疼痛程度。使用疼痛评估尺,及时有效地评估患者的疼痛情况,把NRS评分控制在3分以内,保证无痛睡眠,若NRS评分≥4分,则应及时处理,如遵医嘱采用药物或非药物方法来缓解疼痛。

(六)并发症的观察

1.出 血

询问患者切口有无疼痛,站立后下肢是否有疼痛伴沉重感,观察切口有无渗血、渗液及红肿压痛等症状,防止伤口出血及血肿的发生。若患者术后腹股沟及下肢切口出血,则应及时汇报医生,予以压迫或缝针止血;若患者术后腹股沟有皮下血肿,则应采取经穿刺抽吸加压包扎等对症治疗,卧床休息一周后皮下血肿可逐渐消失治愈。

2.血运障碍

术后弹力绷带包扎过紧可能会致使受压部位的血供出现障碍,可能造成局部坏死,甚至需要截肢。护士需密切观察患肢血运及动脉搏动情况。若患者感觉下肢胀痛等不适,应立即汇报医生,及时处理。

3.静脉血栓栓塞症

静脉血栓栓塞症包括深静脉血栓形成和肺动脉栓塞。深静脉血栓形成是下肢静脉曲张患者术后严重的并发症,可导致肺动脉栓塞。有研究表明,血流缓慢、静脉损伤及血液高凝状态是导致深静脉血栓形成的三大主要因素。下肢静脉曲张患者的手术创伤使得血液处于高凝状态,再加上患者术后活动量变少、下肢水肿压迫静脉导致血流速度缓慢等原因,易使其术后发生深静脉血栓。下肢静脉曲张患者术后一旦发生深静脉血栓,不仅会影响患者的治疗效果和延长住院时间,还可能引起肺动脉栓塞,导致患者死亡。因此,对下肢静脉曲张患者术后采取有效的护理措施,预防静脉血栓栓塞症具有非常重要的临床意义。

(1)预　防

1)加强健康教育,向患者及其家属详细讲解引起深静脉血栓的影响因素及危险,提高患者对深静脉血栓的认知。

2)讲解深静脉血栓的早期症状,严格控制血糖和血压水平。

3)叮嘱患者多喝水,避免发生凝血;一旦发现患者有凝血迹象,应进行深静脉置管。

4)指导患者多进食低糖、低脂、富含维生素的食物,忌食煎炸、油腻、刺激性食物,避免用力排便造成腹压升高,血栓脱落,导致肺栓塞,排便时需有护理人员和家属陪同。

5)密切监测患者的症状,一旦发现患者出现肢体肿胀、疼痛表现,及时告知医生,并进行下肢血管超声检查和凝血项目全套检查,尽早发现血栓,采取溶栓治疗;护理人员应指导患者进行下肢被动、主动训练,鼓励尽早下床活动;病情严重患者,可按摩下肢,或采取机械辅助,如经穴治疗仪进行穴位刺激等,防止静脉血栓形成。

6)护理人员应避免在同一静脉上注射高渗刺激性药物和化疗药物,减少对下肢静脉和股静脉的刺激。在输液过程中,如果发生静脉炎,应立即改变穿刺位置。

(2)抗凝治疗

遵医嘱使用抗凝治疗方案,常规使用低分子肝素、利伐沙班等抗凝药物。

(3)护　理

1)使用抗凝药物前,需全面评估患者意识、病情,是否有出血性疾病等;用药期间,密切观察各项指标,观察患者有无牙龈出血、鼻出血、皮下瘀斑瘀点、血尿等出血倾向,详细记录患者血小板计数,一旦发生血小板计数明显下降,则应及时告知医生并协助紧急处理。

2)及时了解患者的身体状况及心理活动,进行有针对性的心理干预,缓解患者焦虑、紧张情绪;在采取溶栓治疗时,对患者及其家属普及治疗的方法、目的和注意事项,以取得其对治疗和护理的配合。

3)针对患者静脉血栓形成后的疼痛,可通过转移注意力或使用镇痛剂等方式缓解患者的疼痛。

4)对于已确诊为下肢深静脉血栓的患者,应指导患者穿着宽松衣物,避免对患肢进行挤压,禁止按摩患肢,以免造成栓子脱落导致血管栓塞。指导患者正确穿上弹力袜,叮嘱患者避免剧烈运动,防止血栓脱落造成肺栓塞。护理人员加强对患者病情的观察,对于便后发生胸闷、胸痛、呼吸困难的患者需确定是否发生肺栓塞,一旦确诊,应及时告知医生进行急救处理。

七、健康教育)))

下床活动后需适度锻炼、劳逸结合。忌久站、久坐、跷二郎腿、衣物过紧、剧烈运动。休息时,抬高患肢与地面呈30°。

八、出院指导)))

嘱患者术后2周回院随访,术后1个月内部分患者出现站立行走后患肢略感酸胀属正常现象,恢复一段时间,酸胀感会逐渐消失,如出现下肢突然强烈的肿胀感,或如出现皮肤水疱、麻木等情况,应及时来院就诊。

患者出院后,应在患者腿部肿胀消退之后,指导其根据病变部位、足踝部和腿部的围度,选择长度和尺码合适的弹力袜。术后常规使用二级高压治疗型弹力袜。嘱患者每日起床时穿上,睡觉时脱下,每天保证穿12h以上,坚持穿3~6个月,松紧度以可容一指为宜,使曲张静脉处于萎瘪状态,防止复发。晨起穿袜时,袜口卷到足趾处,用手掌撑开弹力袜,然后足趾深入袜卷,最后向上拉平无皱褶；夜间脱袜时，从上往下，慢而稳，手指协调抓住弹力袜的内外侧，将弹力袜外翻，顺腿脱下。特别注意在穿脱弹力袜时，动作应轻柔，不要佩戴饰品或长指甲刮伤弹力袜，不可用力拉扯。弹力袜的维护：必须确认合适的尺寸和正确的穿法，勤修剪手脚指（趾）甲，在干燥的季节要预防脚后跟皮肤皲裂，避免刮伤弹力袜。经常检查鞋内是否平整，防止杂物造成弹力袜不必要的磨损。洗涤时可选择中性洗衣液，在温水中手洗，清洗时可轻轻揉搓数下，不要用力拧，要用手挤或用干毛巾吸除多余的水分，于阴凉处晾干，避免热源或阳光下直射。

坚持适当的体育锻炼，保持经常散步的好习惯，可改善静脉循环，增加血管壁的弹性。避免长时间静坐或站立、重体力劳动及剧烈运动，平时注意体位，少穿高跟鞋，以防静脉回流障碍引起足背、足趾水肿。晚上睡觉时患肢抬高20～30cm，不穿过紧的衣物和腰带，避免坐时双膝关节交叉，避免双下肢负重时间过长，切忌使用热水沐浴。

指导患者注意饮食，养成良好的生活习惯，戒烟酒，多吃新鲜水果蔬菜，保证水分的摄入；进食以低盐、低脂、清淡饮食为宜，避免进食刺激性食物，以改善血液黏稠度；多食粗纤维食物，保持大便通畅，防止便秘和肥胖，注意患肢防寒保暖。

注意个人卫生，勤修剪指（趾）甲，避免抓破皮肤和穿过紧的衣物，保持患肢清洁，避免感染和外伤。

参考文献

[1] 杜建青,汪立,吴忠隐,等.经皮高位结扎联合激光治疗大隐静脉曲张疗效分析[J].中国临床医生杂志,2021,49(11):1359—1361.

[2] 韩丽丽.下肢静脉曲张伴溃疡患者的护理研究[J].中国现代药物应用,2019,13(18):208—210.

[3] 梅永红,谢芬,付艳玲.预见性护理对预防下肢静脉曲张术后深静脉血栓形成的影响[J].当代护士(中旬刊),2017,8:27—28.

[4] 王旖旎.下肢静脉曲张静脉结扎剥脱术的护理[J].饮食保健,2019,6(21):199.

(徐雯雯)

案例十五 — 肩关节镜围手术期护理

患者王某,女,60岁,无诱因下出现右肩关节疼痛伴活动障碍半年。当时未予以重视,未诊治。此后症状反复发作,并逐渐加重,于当地行保守治疗,症状未缓解。曾至当地医院就诊,摄右肩MR示:右肩关节冈上肌损伤,肩峰撞击症。今为进一步治疗,来我院门诊,拟"肩袖损伤"收入院。体格检查:右肩关节疼痛,伴活动受限,外展上举明显,无红肿,无肢体麻木,右上肢指端血运感觉活动好,桡动脉搏动正常。

既往史:有"高血压"病史20年,血压最高达180/140mmHg,目前服用"缬沙坦氨氯地平片80mg,qm"降血压,血压控制在130/80mmHg。

个人史:无烟酒史。

患者完善术前各项相关检查及术前宣教,血压控制平稳。在全麻+区域阻滞麻醉下行"右侧关节镜下肩峰成形+肩袖修补+滑膜切除术",术后带回切口引流管一根、PCA一只。术后遵医嘱予以Ⅰ级护理,禁食禁饮6h后予以低盐饮食,持续双鼻塞吸氧2L/min、持续心电监护,并予以抗炎、预防深静脉血栓、补液、预见性止痛等对症治疗。返回病房时,患者全麻醉已醒,神志清,情绪稳定,吸氧2L/min,呼吸平稳,呼吸频率18次/min,右肩部切口敷料干燥,切口引流管通畅,引出少量暗红色血性液体,右上肢肩袖包外固定下指端血运好,感觉活动已恢复,桡动脉搏动正常,自诉右肩部切口处持续性酸胀痛,NRS评分为1~4分,现NRS评分为3分。指导手指活动及握拳运动。心电监护示:窦性心律,律齐。注意观察生命体征变化,保持切口敷料干燥。观察切口引流液量、颜色及性状变化,坠床/跌倒评分为0分,压力性损伤评分为20分,Barthel评分为中度依赖,VTE评分为中高风险。嘱患者控制血糖、血脂,病情许可下多饮水,多吃蔬果,保持大便通畅,避免用力排便,以免造成栓子脱落,注意肢体保暖。进行深呼吸和有效咳嗽、双下肢踝泵运动、肌肉收缩舒张等训练,尽早下地活动。术后诊断:右侧肩袖损伤;右侧旋转袖综合征;右侧肩撞击综合征性关节炎;高血压。

一、定　义

　　肩袖又称旋转轴,是覆盖于肩关节前、上、后方肩胛下肌、冈上肌、冈下肌、小圆肌等肌腱组织的总称,位于肩峰和三角肌下方,与关节囊紧密相连。肩袖的功能是上臂外展过程中使肱骨头向关节盂方向拉近,维持肱骨头与关节盂的正常支点关节。肩袖损伤导致肩袖功能减弱甚至丧失,严重影响上肢外展功能。大部分肩袖损伤发生在冈上肌肌腱部位,且常有肌腱的退行性变,多为中青年投掷运动员、体力劳动者,如棒球、垒球、手球、自由泳、举重等运动员。

　　肩关节镜手术是肩峰撞击综合征、关节盂唇撕裂、肩袖疾病、肩关节不稳的最佳诊疗方法。肩关节镜是如筷子般大小的纤维光学设备,直径为4mm。手术时通过5mm的皮肤切口进入肩关节,通过线缆把清晰的肩关节内的组织结构投射到高清显示器上。可以更加明确地诊断肩关节内的病变,从而进行有针对性的治疗。由于肩关节解剖结构特殊,肩关节炎、肱二头肌断裂、骨关节炎等患者在进行肩关节镜手术时,通常需采用侧卧位。为获得良好的手术视野及方便手术操作,常需要使用上肢牵引设备来维持患肢外展。

　　传统的切开手术,术中出血多、视野模糊、手术损伤神经肌肉风险较高,术后恢复时间长,并遗留难看的伤疤。与之相比,肩关节镜手术为微创手术,手术创伤小,手术安全性高,必要时可重复手术,一次关节镜手术可同时治疗多种疾病。

二、病　因

(一)创　伤

　　创伤是中青年人肩袖损伤的主要原因,主要是由于跌倒时手外展着地或手持重物,肩关节突然外展上举或扭伤而引起。

（二）血供不足

血供不足可导致肩袖组织发生退行性变。当肱骨内旋或外旋中立位时,肩袖的这个危险区最易受到肱骨头的压迫、挤压血管而使该区相对缺血,使肌腱发生退行性变。临床上肩袖完全断裂大多发生在这一区域。

（三）肩部慢性撞击损伤

中老年患者的肩袖组织因长期遭受肩峰下撞击、磨损而发生退变。本病常发生在需要肩关节极度外展的反复运动中(如棒球、仰泳和蝶泳、举重、球拍运动)。当上肢前伸时,肱骨头向前撞击肩峰与喙肩韧带,引起冈上肌肌腱损伤。慢性刺激可以引起肩峰下滑囊炎、无菌性炎症和肌腱侵袭。急性的暴力损伤可以导致旋转带断裂。

三、临床表现

本病多见于40岁以上患者,特别是重体力劳动者。

（1）疼痛:肩关节疼痛,且经常在做过顶动作时加重,主动活动时疼痛更加明显,严重时夜间会痛醒(83%)。伤前肩部无症状,伤后肩部有一过性疼痛,隔日疼痛加剧,持续4～7d。患者不能自动使用患肩,当上臂伸直,肩关节内旋、外展时,大结节与肩峰间压痛明显。

（2）弹响:肩袖裂口经过肩峰下时则有弹响,完全破裂者更明显。

(3)疼痛弧:肩袖完全断裂时,因丧失其对肱骨头的稳定作用,将严重影响肩关节外展功能。肩袖部分撕裂时,患者仍能外展上臂,但有60°～120°疼痛弧。

(4)裂隙:完全破裂者,可以摸到破裂的间隙。

(5)肌肉萎缩。

(6)关节活动异常:破裂大者患臂不能外展。

四、检　查

(一)X线检查

X线检查对判断肩峰形态及肩关节骨性结构的改变有帮助。部分肩袖损伤患者肩峰前外侧缘及大结节处有明显骨质增生。

(二)磁共振检查

磁共振检查可帮助确定肌腱损伤的部位和严重程度,尤其是磁共振造影检查可以清晰地显示肩袖的部分撕裂,对诊断肩袖损伤具有较高的价值。

五、手术方式与麻醉方式

手术方式为肩关节镜。麻醉方式为全身麻醉。

六、手术前护理 》》》

(一)心理调适

鼓励与安慰患者,向其讲解手术相关的知识,并介绍手术成功的案例,以提高患者手术的自信心。

(二)戒　烟

吸烟与术后并发症的发生率和病死率呈正相关。吸烟可以刺激呼吸道,引起细支气管收缩,减弱气管内纤毛对黏液的清除能力,引起痰液淤积,影响术后排痰。术后排痰不充分,极容易引起肺不张,显著增加肺部感染的风险。吸烟还可降低血氧饱和度,增加血中碳氧血红蛋白含量,增加术中和术后并发症的发生风险。针对吸烟指数>400支年的患者,术前应该进行肺功能的锻炼,同时严格戒烟≥2周,可降低术后并发症的发生风险。

(三)饮食(禁饮禁食)

快速康复理念提倡无胃肠道动力障碍患者术前6h禁固体食物,术前2h禁清流质食物。若患者无糖尿病史,推荐手术2h前口服清水、葡萄糖溶液等,可减缓饥饿、口渴、焦虑情绪,降低术后胰岛素抵抗和高血糖的发生风险。具体术前禁饮禁食时间,应遵医嘱。

(四)营　养

注意补充营养,尽可能提高患者的免疫功能,增强手术耐受力,同时注意防寒保暖,避免感冒。

(五)术前检查准备

按医嘱完善血常规化验、心电图、胸片、心脏彩超(超过65岁),肩关节MRI、CT、X线等检查。

(六)术前用物准备

根据患者的个体情况选择合适的肩关节外固定支具(肩袖包),指导患者正确的佩戴方法(图15-1)。

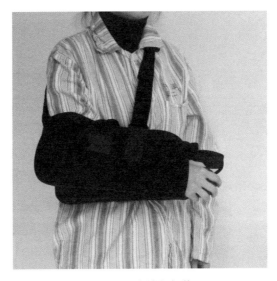

图15-1　肩袖包佩戴

(七)睡　眠

术前晚保证患者充足的睡眠,必要时遵医嘱使用助睡眠药物。

（八）床上大小便训练

手术限制、安置各种引流管等原因,导致患者术后短时间需要在床上大小便。故术前需练习床上大小便,以避免因习惯改变而造成便秘、尿潴留。

（九）呼吸功能训练和有效咳嗽咳痰

呼吸功能训练和有效的咳嗽咳痰可以改善患者肺功能,增加呼吸肌力,有利于术后排痰,促进肺扩张,减少术后并发症。

1. 呼吸功能训练

患者取仰卧位、半卧位或半坐卧位,两膝轻轻弯曲,放松腹肌,双手分别置于胸部和腹部。一手放在胸骨柄部位,控制胸部起伏,另一手放在脐部,感觉腹部隆起程度,在呼气时用力向上向内推压,帮助腹肌收缩。深吸气时腹部慢慢凸起至不能再吸入气体,憋气约2s,然后缩唇慢慢呼气至腹部凹陷,呼气时间是吸气时间的2倍。

2. 有效咳嗽咳痰

自行咳嗽咳痰是最有效的咳嗽咳痰方法,可以排出呼吸道深部的痰液。教会患者"咳痰三部曲":深吸气后轻轻咳嗽使痰液松动——稍用力咳嗽使痰液运行到上呼吸道,伸舌张口使声门开放——用力咳嗽,排出痰液。

（十）自身准备

控制基础疾病。如血压一般要求控制在140/90mmHg以下;空腹血糖<9mmol/L;控制感染,肺部感染、支气管炎患者等需体

温正常;心脏病患者,要求病情稳定;肺结核治疗2周以上。

(十一)止 痛

遵医嘱,术前可给予止痛药物,术中可注射止痛药物,术后可继续服用消炎止痛类药物来缓解疼痛。

(十二)术前准备

(1)在手术前必须做好各项皮肤准备,尤其是患侧肩关节皮肤,术前需剃除腋毛,同时注意指甲的修剪。

(2)手术前一天病区内进行术前准备工作,包括皮试、术前指导、麻醉科会诊、手术标识描记等。

七、手术后护理

(一)卧 位

正确的体位摆放,对防止再次撕裂具有重要意义。患肢术后需要固定于外展位至少4周,最好6周。外展位可松弛肩关节肩袖韧带,使肩关节囊处于最小张力状态,有利于吻合口愈合。佩戴固定式肩关节外固定支具,同时选择上肢抬高垫横放于患侧腋下位置,确保患者肩关节可以外展60°左右,前屈30°左右。

(二)早期康复锻炼

1.床上锻炼

术后早期活动可以促进肠道功能的恢复,预防肌肉萎缩及下肢静脉血栓的发生,有利于患者康复。麻醉苏醒后患者即可开始患肢握拳训练,亦可进行踝泵运动。

2.肩袖损伤修补术后康复训练

告知患者,肩袖修补术后,并不意味着肩关节功能就能恢复,肩关节功能恢复的基础为修复组织的可靠愈合,并取决于严格的康复训练。

第一阶段(手术后0～6周)为保护期。患肩需严格使用肩关节外固定支具制动,禁止行肩关节主动外展活动。在康复师指导下进行被动活动,可活动至前屈140°,手臂在体侧时外旋40°,外展60°,每组20～30次,每天2～3次,直至术后6周。手术当天麻醉消退后,开始活动手指、腕关节;活动肘关节时,健手扶持患肢上臂以制动患肩,行肘部屈伸(图15-2)。

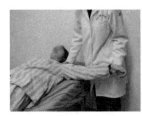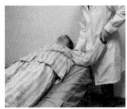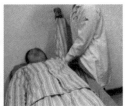

图15-2　被动外展训练

第二阶段(术后7～12周)为早期功能锻炼和肌力增强期。在康复师指导下进行被动运动和非抗阻力下的主动助力活动训练,同时进行姿势训练教育,训练过程要循序渐进,以患者的主观感受为依据,完成肩关节活动(前屈140°～160°、外旋40°～60°,外展60°～90°)。

①屈肘展肩训练:以上臂为转动轴,前臂沿水平位尽量做内收和外展动作。一收一展为1下,每次12~30下,每天3次(图15-3,图15-4)。

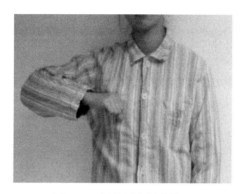

图15-3　屈肘展肩训练外展

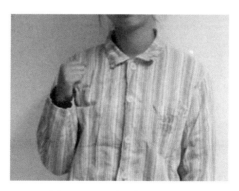

图15-4　屈肘展肩训练内收

②内收探肩:患肢屈肘,用健肢扶托患肢,使患肢内收,患侧手尽量探摸健侧,并逐渐向后擦拭健侧肩膀胛部,还原复位后重复上述动作,每组12~30次,每天3组(图15-5)。

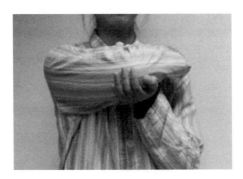

图 15-5　内收探肩

③爬墙练习:面墙站立,患侧手扶墙面,手指向上攀爬,循序渐进。每次10~20个往返,每天3次(图15-6)。

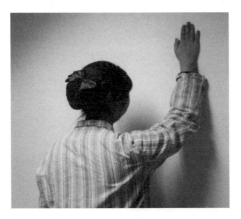

图 15-6　爬墙练习

第三阶段(术后13周及以后)为后期肌力强化期。在前面训练的基础上,增加肩关节主动活动范围、肌力训练,强化康复和技巧训练,并注重肩关节的灵活性和协调性训练。

①弹力带锻炼:在手上系一根松紧弹力带,利用其松紧弹力作用进行内旋转、外旋锻炼,以增加肩关节内外旋锻炼范围(图15-7)。

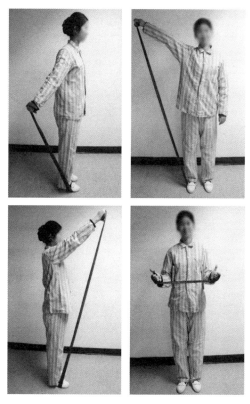

图15-7　弹力带锻炼

②划船动作或做游泳动作练习:通过此动作可以把内收、外展、内旋、外旋、前屈、后伸及上举等多方面动作联合起来练习肩关

节的活动。每天3组,每组20min。

③哑铃锻炼:患肢持2~3kg的哑铃行肩关节外展、上举练习,可以随着音乐的节奏进行锻炼,8个为一组,每天1~2组。

(三)导管护理

切口引流管是肩关节镜术后常规留置的管路。

(1)放置切口引流管的目的是引出患肩关节周围残留积血,以减少伤口内血肿形成,降低感染风险。

(2)切口引流管留置期间注意事项:①保持引流管通畅,固定妥善,防止引流管受压、打折、扭曲、牵拉移位或脱落;②注意观察并记录引流液的量、颜色、性质;③妥善放置切口引流管,引流管的位置应低于切口位置,以防逆行感染。

(3)若发生意外拔管,则应立即汇报医生,予以切口换药。

(4)术后第一天,常规切口引流管拔管。

(四)饮食营养

宜选择易消化,富含钙、维生素、优质蛋白的食物,如患者有糖尿病、高血压,则应根据医嘱调整饮食。戒烟酒。

(五)PCA

根据设定的流量PCA会自动持续给药48h。在患者感觉疼痛时,可在给药按钮上按压一下,就会有一定额外剂量的止痛药快速进入体内。为了避免药物过量使用,PCA有一个安全保护机制,15min内多次按压仅有1次有效。

PCA的不良反应有恶心呕吐、抑制肠蠕动、尿潴留等。恶心明显时,可暂时关闭PCA,待恶心好转后再开放PCA。发生呕吐时,将患者头偏向一侧,防止误吸引起窒息。尿潴留是镇痛药物抑制神经系统的反射作用,干扰生理性排尿功能而引起的。如果患者不习惯在床上解小便,出现排尿困难等现象,可采取下腹部按摩、热敷、听流水声等措施,如效果不佳,则需留置导尿管。麻醉手术后镇痛药物可导致患者胃肠蠕动减弱,胃排空延迟,便意迟钝,患者易发生腹胀、便秘。发生腹胀、便秘时,宜进食易消化的半流质饮食。

(六)口腔护理

禁食期间注意口腔卫生,进行口腔护理2次/d,病情允许可改为早晚刷牙。不管是口腔护理或刷牙,均建议您加用漱口液漱口,以保证口腔及咽喉部清洁。

(七)主要并发症观察

1.肩关节肿胀

肩关节肿胀是最常见的并发症。可以采取冰袋冷敷,指导患者进行肌肉收缩和手肘关节活动,促进静脉血和淋巴液回流,并抬高肢体以减少水肿。

2.切口感染、关节内血肿

术后需对患者伤口进行严密的观察,判断伤口是否存在红肿或积液现象,并及时应用相关的抗生素,以预防感染,降低伤口感染的发生率。术后注意进行加压包扎,做好冷敷、止血,降低关节内血肿的发生风险。

3.肩关节僵硬

患肩术后需严格使用肩关节外固定支具制动,禁止行肩关节主动外展活动。在康复师指导下进行患肩早期被动运动,至术后6周。

4.潜在并发症

预防深静脉血栓和肺栓塞等潜在并发症。

八、出院护理

(1)肩关节功能的全面康复需要6个月到1年时间,所以患者出院后的康复锻炼尤为重要。患者应主动与医生沟通,在家属监督下认真执行康复计划。

(2)补充维生素有益于肌腱炎愈合,日常注意肩关节的保暖。

(3)运动前应先充分做好准备活动,尤其是运动员。不要做引起关节扭伤的动作。

(4)定期检查和随访。

参考文献

[1] 赵琛,钱维明.快速康复理念下86例关节镜肩袖日间手术的术中护理配合[J].护理与康复,2018,17(10):94－96.

[2] 商培洋,吴传龙,庄澄宇,等.关节镜下灌洗联合手术切开清创治疗关节镜下肩袖修补术后感染[J].中华骨科杂志,2020,40(1):39—45.

[3] 陈雨舟,陈疾忤,陈世益,等.肩袖修补术后再撕裂的相关研究进展[J].中华骨科杂志,2017,37(3):173—182.

[4] 朱以明,姜春岩,鲁谊,等.关节镜下修复巨大肩袖损伤的临床研究[J].中华骨科杂志,2017,37(21):1318—1325.

[5] 韦继南,李永刚,陆军.一期手术治疗肩袖损伤合并肩关节僵硬的疗效分析[J].中华骨科杂志,2021,41(5):297—308.

[6] 张凯搏,唐新,李箭,等.2019年美国骨科医师学会(AAOS)肩袖损伤临床实践指南解读[J].中国运动医学杂志,2020,39(5):403—412.

(徐小郁)

案例十六 | 喉癌患者围手术期护理

患者王某,男,63岁,反复声音嘶哑伴咽喉部异物感半年,确诊喉癌一月余,病理报告示:高一中分化鳞状细胞癌。今为求进一步治疗,门诊拟"喉恶性肿瘤"收住入院。患者入院时声音嘶哑明显,咽喉部异物感存在。

既往史:有高血压病史5年,自服降压药,血压控制理想。

个人史:有吸烟史25年,每天1包,已戒烟1个月。喝酒史25年,已戒酒1个月。

患者完善术前各项检查及相关宣教,在全麻下行"喉部分切除术+喉功能重建+气管切开术"。术后返回病房,患者神志清,生命体征平稳,气道通畅。带入胃管一根接胃肠减压,置管深度为55cm;右颈部负压引流管一根接负压引流器;左前臂静脉留置针,接复方氯化钠溶液,输液通畅;带回导尿管一根,留置导尿通畅。遵医嘱予以气管切开术后护理、禁食、心电监护、血氧饱和度监测、持续气道内吸氧2L/min、微泵持续气道内滴液4mL/h,并予以雾化、抗炎、化痰、补液等对症治疗。患者自诉颈部切口持续性锐痛,NRS评分为3分,Barthel评分为中度依赖,VTE评分为高危,已汇报医生。

一、概　述

手术是治疗喉癌的主要手段。根据病变的范围、肿瘤的生物学行为、患者的全身情况等综合因素来选择手术方式。对于伴有颈部淋巴结转移的患者,需行颈部淋巴结清扫术。手术治疗的原则是在根治性切除肿瘤的前提下,尽量保留或再造喉的发音功能,以提高患者的生存质量。

二、手术方式与麻醉方式

手术方式包括显微激光手术、喉部分切除术和喉全切除术。麻醉方式为全麻。

三、手术前护理

(一)心理护理

通过与患者耐心细致地交流,详细讲解疾病相关知识、手术的必要性及术后语言沟通的替代方法,教会患者运用非语言方式表达内心感觉及需求,帮助患者在心理上提前适应,减轻术前焦虑程度,减轻身体应激反应,以平静的心情接受治疗,并树立战胜疾病的信心。

(二)戒烟戒酒

吸烟可使呼吸道纤毛运动迟缓或停止,黏膜充血肿胀,削弱呼吸道的净化和防御能力,影响术后排痰,增加肺部感染的发生风险。同时,吸烟增加循环中的一氧化碳浓度,影响伤口愈合。原则上患者确诊喉癌后,应立即戒烟,术前至少要停止吸烟2周,戒烟时间越长,肺部并发症的发生率越低。加速康复外科相关指南推荐术前戒酒4周,可以改善患者的血小板功能,缩短出血时间。

(三)饮　食

快速康复理念研究建议无胃肠道动力障碍的患者术前 6～8h 禁食、2h禁饮。术前2h进不含酒精、含少许糖的液体,如清水、茶、咖啡、果汁、碳水化合物清液等,这样既不增加术中麻醉反流、误吸的风险,又可以缓解患者术前饥饿、口渴、焦虑,减弱术后胰岛素抵抗,减少术后氮和蛋白质损失,维持肌力。具体术前禁食禁饮时间应遵照医生医嘱执行。

(四)营　养

喉癌患者常因咽部不适或异物感、吞咽困难及疼痛导致饮食摄入下降,加之营养物质代谢异常及肿瘤自身消耗,术前很多已存在营养风险,不利于术后恢复。因此,术前应鼓励患者进食高热量、高蛋白、高维生素饮食,忌食辛辣刺激性食物。吞咽困难的患者可进流质或半流质食物。

(五)胃肠道准备

术晨插胃管,行胃肠减压。胃肠减压的目的是引流胃内容物,防止术中或术后出现胃内食物反流而引起术后并发症。

(六)口腔护理

细菌容易通过口腔进入呼吸道,若有口腔疾病或感染,应及时治疗。术前3d,常规早晚刷牙,每次进食后用抗菌医用漱口液漱口,让漱口液充分接触口腔的各个部位,达到清洁口腔的目的。

(七)皮肤准备

备皮范围上起下唇,下至第3肋骨,左右至肩部皮肤。

(八)睡 眠

术前晚保证患者充足的睡眠,必要时遵医嘱使用助睡眠药物。

(九)床上大小便训练

因全麻手术要求,术后短时间内需在床上大小便,故术前需做好床上大小便训练,避免因习惯改变而造成便秘、尿潴留。

(十)呼吸功能训练和有效咳嗽咳痰

术后患者颈部气管被切开,建立人工气道,正常呼吸通道被改变,且术后呼吸道分泌物增多、黏稠,不易咳出,易导致肺部感染,影响肺功能。术前指导患者进行呼吸功能训练和有效咳嗽咳痰,以增加呼吸肌力,有利于术后排痰,减少肺部并发症。

1. 呼吸功能训练

(1)术前每天做适当的有氧运动,如步行、慢跑等,每天1次,每次20～30min,以提高自身肺功能。

(2)术前3d,进行腹式呼吸训练。患者取坐位、卧位或立位,姿态自然,全身肌肉放松,将左手放置于腹部,再将右手放于胸部,经鼻腔缓慢深吸气,以感受到自己腹部随着吸气动作上抬至最高点,屏住呼吸 2~5s,之后经口缓慢呼气,呼气时口唇缩似吹口哨状,同时收缩腹部,深吸缓呼。吸呼时间比为 1:(2~3),呼吸频率为 8~10 次/min,每天锻炼数次,每次 3~5min。

(3)呼吸训练过程中,尽可能保持胸廓和肩部最小活动幅度,必要时于呼气末将双手置于腹部上方给予适当加压以协助排空残余气量。

2.有效咳嗽咳痰

患者双手交叉抱于胸前,深呼吸 2 次,于第三次吸气后屏气 3~5s,再进行 2~3 次短促有力的咳嗽,将痰液排出。

(十一)术前准备

手术前一日病区内进行术前准备工作,包括术前指导、麻醉科会诊、皮试、备血、手术标记描记、术中用物准备(导尿包、负压引流装置、术中用药)等。

四、手术后护理

(一)体 位

返回病房后,患者需去枕平卧 6h;之后,麻醉清醒且血压平稳的患者,给予抬高床头 30°~45°,以利于呼吸和减轻水肿。手术当日尽量保持颈部制动,不宜过多变换体位,以免气管套管脱出。

(二)早期康复锻炼

术后早期活动可以减轻腹胀,促进肠道功能及全身肌肉功能的恢复,预防肺部并发症、静脉血栓的发生,提高患者的自我康复能力。

1. 床上锻炼

(1)上肢运动:握拳、抬臂、曲肘,每次3～5min,每天5次。

(2)下肢运动:抬腿、膝关节屈伸、踝泵运动,每次3～5min,每天5次。

2. 下床活动

术后生命体征平稳的患者,可在手术次日下床活动。第1天,协助患者进行床旁站立或床旁行走,每天3～4次,每次5～10min。第2天,为患者提供便携式活动输液架,协助患者病室内行走,每天3～4次,每次10～20min。手术后第3天,协助患者病区走廊行走,每天3～4次,每次30min左右。活动应循序渐进,量力而行,根据患者具体情况决定活动时间和活动强度。活动时妥善固定各留置导管,避免管路折叠、脱出,同时应注意保暖,避免感冒。在活动过程中,若出现胸闷、气促、心悸、头晕、面色苍白等情况,应立即停止活动,卧床休息。

3. 咳嗽、叩肺

术后6h患者取半坐位后即可开始深呼吸和咳嗽,以促进痰液排出,防止肺不张。手术次日,病情稳定者可进行肺部叩击。

叩肺方法:患者取坐位,着单衣,家属将手固定成背隆掌空状态,即手背隆起,手掌中空,手指弯曲,拇指紧靠食指,利用手腕力量从肺底自下而上、由外向内迅速而有节奏地叩击背部。每侧叩击1~3min,每分钟叩击120~180次(叩击时发出空而深的叩击音则手法正确)。叩击力量应适中,以患者不感到疼痛为宜。嘱患者边叩击,边咳嗽。为防止发生呕吐,避免进食前后进行叩击。叩击时避开胸骨、肩胛骨、脊柱、乳房、心脏、肾区等部位。

(三)饮食护理

术后早期恢复饮食可促进胃肠功能快速恢复,若患者胃肠功能完好,术后6h即可停止胃肠减压,恢复饮食。术后10~14d,患者吞咽功能正常,可拔除胃管,经口进食。

1. 鼻饲营养阶段的护理

喉癌患者术后较长时间不能经口进食。肠内营养支持首选鼻胃管。肠内营养可以有效保护肠黏膜屏障功能,有利于肝脏蛋白质的合成和代谢,能够有效缩短术后胃肠道功能恢复的时间,减少腹泻、腹胀、便秘等消化道并发症的发生。与肠外营养相比,肠内营养方式也更经济安全。

2. 肠内营养注意事项

(1)首次肠内营养开始之前,应认真检查胃管,并确定胃内残留食物量。若胃内残余量>50mL,则应延迟鼻饲时间;或用50mL注射器抽出胃内残余食物,注入20mL开水后,再开始肠内营养。持续输注过程中,应每4h回抽胃内容物,若胃内容物<100mL,可继续输注,但要减慢速度;若胃内容物为100~150mL,则应延缓或

停止输注。

（2）手术当日滴注肠内营养液500mL，速度宜慢（50～60mL/h），观察患者吸收情况；术后第2天，可将肠内营养液增至1000～1500mL，滴速增至100～150mL/h；术后第3～4天，根据患者机体需求，调整营养液至2000mL，滴速增至150～200mL/h。

（3）输注肠内营养时，应协助患者抬高床头30°～45°或取半坐卧位。输注结束后，保持半卧位30～60min，或取斜坡侧卧位。输注结束后30min内禁止拍背，尽量避免吸痰操作，防止因营养液反流造成呕吐、呛咳现象，影响创口愈合或导致吸入性肺炎。

（4）输注肠内营养时，应用加温器对导管近端进行加温，保证营养液输入温度为38～40℃。

（5）肠内营养液开启后应立即使用，若暂不输注，需置于4℃冰箱内保存，并在24h内输注完毕。

（6）肠内营养期间，加强患者巡视，注意患者有无腹泻、腹胀、恶心、呕吐等胃肠道不耐受症状。若出现上述不适，应查明原因，采取有针对性的措施，如减慢输注速度、降低营养液浓度，严重者暂停营养液的输入。

3. 经口进食阶段的护理

（1）拔除胃管前

喉癌患者术后吞咽功能受到限制，易发生误吸、误咽。因此，在胃管拔除前1～2d，可试行带管经口饮食，进行吞咽功能训练。嘱患者取坐位，头稍前倾，或用手指轻按颈前区，以降低吞咽时发生呛咳的风险。先试吃柔软、黏稠度高的固体食物,如蛋糕、馒头、汤圆等,少量多餐。若在进食过程中,患者出现呼吸困难、呛咳、误吸,则应暂停进食,继续鼻饲肠内营养。若进食顺利,则可考虑拔除胃管。

(2)拔除胃管后

部分喉切除患者可先进食黏稠食物,防止误咽,待适应后再逐渐过渡至进半流质饮食、流质饮食,注意每餐不宜过饱。

(四)人工气道管理

施行气管切开建立人工气道是喉癌手术治疗过程中的重要措施,一般在第3~4气管环处切开气管,形成一个暂时的呼吸孔道,插入气管导管,保证患者正常的通气功能。人工气道建立后,上呼吸道的过滤、加温和加湿功能丧失,会引起呼吸道失水、黏膜干燥、痰液排出不畅等问题,进而诱发肺部感染。因此,喉癌术后合理、有效、安全的气道管理必不可少。

1.气道湿化

气管切开患者每日呼吸道失水量达800mL,导致呼吸道黏膜干燥、分泌物黏稠,严重者可能会形成痰痂,堵塞气道,导致呼吸困难。气道湿化可以有效补充呼吸道丢失的水分,使气道保持良好的湿化状态,有利于稀释痰液,提高患者自主排痰能力,保持气道通畅,减少因频繁吸痰造成的呼吸道黏膜损伤,降低肺部感染的发生风险。目前,常采用微量注射泵持续滴注湿化法联合氧气雾化湿化法的方式对气道进行湿化。

（1）微量注射泵持续滴注湿化

1）湿化药物：痰液稀薄易咳出者，用0.9％氯化钠溶液50mL。痰液黏稠、咳痰费力或咳痰困难者，用0.9％氯化钠溶液50mL＋氨溴索注射液30mg。临床研究表明，0.45％氯化钠溶液为低渗溶液，其渗透压符合人体生理需要，湿化过程中刺激性咳嗽发生率低，痰液稀释效果好，不易形成痰痂，是目前临床上进行气道湿化较为理想的湿化液。

2）湿化方法：将50mL注射器抽取湿化药液后，安装在微量注射泵中，连接延长管，固定妥当，将延长管的另一端连接输液针头，并剪去针头，保留软管部分，排尽空气（图16-1），将软管插入气管套管内3～5cm，再用胶布固定，以2～8mL/h的速度将药液持续泵入气管内。根据气管套管内痰液的黏稠度，适当调整泵入速度。若痰液呈米汤样液体或白色泡沫状，易咳出，在吸痰护理中使用的吸痰管中无痰液滞留（Ⅰ度），则可以2～3mL/h的速度泵入；若痰液较黏稠，呈白色或黄白色黏稠状，用力才能咳出，在吸痰护理中使用的吸痰管中有少量的痰液滞留（Ⅱ度），则可以4～5mL/h的速度泵入；若痰液明显黏稠，呈黄色，有时伴有血丝或血痰，难以咳出，在吸痰护理中使用的吸痰管中有大量的痰液滞留（Ⅲ度）时，则可增加泵入速度至6～8mL/h。患者下床活动时，可去除气道湿化，待活动后再恢复持续湿化。

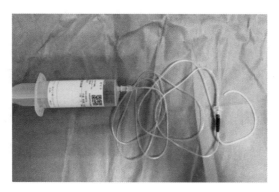

图 16-1　湿化管路连接

3)微量注射泵持续滴注湿化的优势:①微量泵持续湿化能够使湿化液准确、均匀、持续地滴入,可根据痰液性状随时调节速度。②每滴湿化液量小,可沿气管内套管管壁缓慢流入气道,对气道刺激小,避免患者出现刺激性咳嗽,减轻患者对气道湿化的恐惧感。③持续气道湿化更易达到生理需要量,使气道始终处于良好的湿化状态,降低痰液黏稠度,使痰液稀薄,不易形成痰痂,且易于咳出。④微量泵持续湿化可避免反复暴露气道口,降低呼吸道感染风险。

(2)氧气雾化湿化法

1)雾化药物:多采用0.9%氯化钠溶液、吸入用布地奈德混悬液、盐酸特布他林雾化溶液、吸入用异丙托溴铵溶液。

2)氧气雾化方法:氧气雾化吸入器由雾化药杯、口含嘴和氧气连接管三部分组成(图16-2)。雾化过程:用10mL注射器抽取雾化药液注入雾化药杯中,去掉口含嘴,连接氧气连接管,调节氧流量

4~8L/min,将雾化器喷气口靠近气道口2~3cm的位置(图16-3),指导患者深呼吸。每次雾化时间不超过20min,每天2~3次。

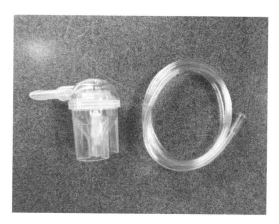

图16-2 氧气雾化吸入器

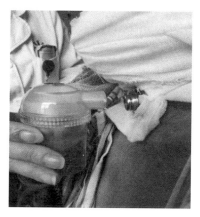

图16-3 雾化器位置

3)氧气雾化湿化的优势:①应用雾化装置将湿化液分散成细

小的雾滴,以气雾状喷出经气道吸入呼吸道,药物颗粒微小,更容易到达支气管和肺部。②在氧气雾化吸入的同时,还能保证氧气的供给。

2.吸痰护理

吸痰是气管切开后重要的护理操作,通过吸痰可以清除呼吸道分泌物,减小气道阻力,保持呼吸道通畅。吸痰频率应视病情而定。长期频繁吸痰容易导致呼吸道溃疡出血和黏膜损伤,增加呼吸道感染风险。若术后患者病情稳定,在气道湿化满意的情况下,尽量指导、鼓励患者自主咳嗽排痰。

(1)评估患者,把握吸痰时机

1)气管套管内有分泌物且患者无法自主咳出时。

2)肺部听诊时闻及痰鸣音。

3)不明原因的血氧饱和度下降,要考虑气管内痰液的影响。

4)患者出现频繁呛咳、憋气、呼吸窘迫时,可能是下呼吸道痰液排至主气管,此时是吸痰的最好时机。

5)改变体位或翻身前,若口鼻咽腔或气道内有分泌物,会随着体位变化而进入到气管或支气管,应彻底吸尽。

(2)吸痰操作时的注意事项

1)吸痰前协助患者抬高床头 15°~30°,头稍后仰,该体位有助于提高患者吸痰时的耐受程度,维持生命体征的平稳。

2)一次性吸痰管直径不超过气管套管内径的1/2,过粗会引起呼吸道通气量不够而导致呼吸困难或者支气管痉挛,过细则影响吸痰效果。

3)吸痰前后给予2min高流量氧气,预防吸痰造成的缺氧。

4)吸痰时的负压吸引压力可根据患者的痰液黏稠度进行选择。若痰液稀薄,呈米汤或泡沫状,痰液不会滞留在吸痰管内壁上,则可选择压力为 $100\sim120$ mmHg($13.3\sim16.0$ kPa);若痰液较黏稠,吸痰管中有少量的痰液滞留,应选择压力 $180\sim200$ mmHg($24.0\sim26.7$ kPa);痰液明显黏稠,呈黄色,不易咳出时,可在患者吸气相沿气管套管壁注入 $3\sim5$ mL气道湿化液(图16-4),刺激患者咳嗽,并稀释痰液,再将痰液吸出。

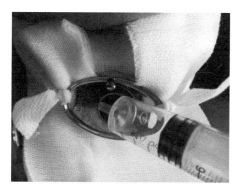

图16-4　沿套管壁注入湿化液

5)根据患者具体情况,确定吸痰深度。对于吸痰耐受性较差、痰液量少、痰液聚集在气管套管内、咳嗽反射良好者,可做浅部吸痰,吸痰管插入的深度为超过气管导管末端1cm左右(图16-5),一般不超过13cm。对于气道分泌物较多且较易聚集在下呼吸道,咳嗽反射较弱,自主排痰能力不足者,可做深部吸痰,将吸痰管插入到有抵抗处再往外回提1cm。

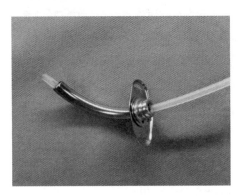

图16-5 吸痰管插入深度

6)为了避免气管导管被痰痂堵塞,即使患者无吸痰指征,8h内至少为患者吸痰1次。

7)为了预防低氧血症的发生,整个吸痰过程应不超过15s,吸痰管插入的时间控制在5s以内,抽吸痰液的时间在10s内,且抽吸过程中连续性吸痰比间断性吸痰更有效。连续吸痰不超过3次,每次间隔3~5s。

8)在非紧急情况下,鼻饲前15min内、进餐中和餐后30min内,应避免吸痰,防止胃内容物反流。

9)吸痰操作会引起患者呼吸、心率、血压、血氧饱和度等指标的变化,吸痰时应密切观察患者的情况,一旦发生异常,要立即中止操作,以免出现意外。

10)吸痰操作时严格执行无菌操作原则,加强手卫生,避免发生院内感染。

3. 气管套管护理

患者术后均带入一次性带气囊套管。术后48~72h,待颈部窦道形成后更换金属气管套管(图16-6)。喉部分切除患者术后放置的套管均有内套管,可以减少气管堵塞事件的发生,且易于取出清洁和消毒。

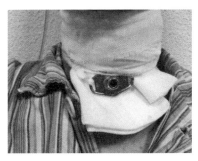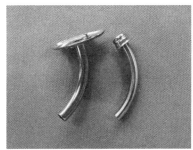

图16-6 金属气管套管

(1)保持气管套管通畅

1)加强吸痰护理,及时清除套管内分泌物。

2)注意套管口的保护,直接用生理盐水浸湿的双层湿纱布覆盖气管套管口,既可以过滤灰尘、防止水及其他异物进入气道,又有湿化气体的作用。勿将被褥、衣领等盖住套管。

3)定时清洗、消毒内套管,每8h清洗一次,防止套管堵塞。内套管取出后要及时放回,内套管与外套管脱离的时间不宜超过30min。

①气管内套管的消毒方法:常规为每位带管患者配1个外套管加4个相同型号的内套管进行轮流更换、消毒,将取下的气管内套

管送供应室进行高压蒸汽灭菌。内套管取出后马上插入备用套管,可以明显减少内、外套管分离的时间,避免外套管堵塞。若采用煮沸消毒法对内套管进行消毒,应先对内套管进行清洗,再投入到沸水中煮沸30min。遵循先清洗后煮沸的原则。如先煮沸再清洗,分泌物中的蛋白质遇热会凝固而不易清洗干净。分泌物较多而黏稠时,应适当增加清洗和消毒的次数。

②正确取、放内套管的方法(图16-7):一手固定外套管的固定翼,另一手旋转内套管的锁帽对准外套管上的锁销,再将内套管顺着气管弯曲的方向轻轻取出或放入。操作时动作应精准、轻柔,防止外套管脱出。

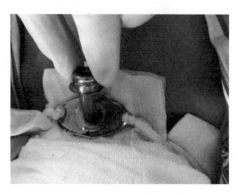

图16-7　取内套管

(2)预防意外脱管

1)外套管的系带应打死结,随时检查系带的松紧度并及时调整,以系带与皮肤之间能放入一根手指为宜,避免系带过松而脱管。

2)协助患者翻身时应当保持胸部、颈部、头部在同一条直线上,下床活动时颈部旋转角度不宜过大,防止套管活动度过大出现脱管现象。

3)剧烈呛咳或频繁咳嗽时,可用食指和中指按住外套管两侧的固定翼进行适当的保护。

(3)意外脱管的处理

当患者突然出现呼吸困难、烦躁不安、面色发绀、出汗,或突然能够出声呼喊、啼哭,将棉絮或纸片放在气管套管口,无气体或只有微弱气体流出等表现时为意外脱管的表现,应立即解开系带,迅速取出气管套管,备好气切包,通知医生,协助医生重新插入气管套管。

(4)拔管护理

患者病情稳定,呼吸功能良好,咳嗽有力,能自行排痰且痰液较少者,可先用气管套管堵管装置(图16-8)进行堵管试验(图16-9)。堵管期间密切观察患者呼吸情况。若患者出现呼吸困难,应及时拔除堵管装置,开放内套管,恢复堵管前的呼吸状态。堵管时间为24~48h,若患者呼吸平稳,能正常进食、咳嗽排痰,可考虑拔管。拔管前清洗、消毒套管周围的皮肤,拔管后用蝶形胶布将颈前气管瘘口缘拉紧相互靠拢并加以固定,1周左右即可愈合,不必缝合。拔管后24h内继续观察患者呼吸情况。告知患者讲话时需用手轻压伤口,以减少气流对瘘口的冲击,以利于伤口的愈合。需长期带管或暂不能拔管者,出院时应指导患者正确护理套管的方法。

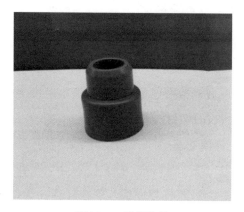

图16-8 堵管装置

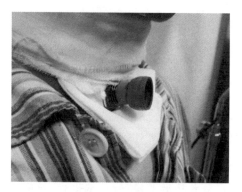

图16-9 堵管试验

4.颈部伤口、气道瘘口护理

（1）保持颈部切口清洁,颈部伤口每天换药1次;颈部气道瘘口每6～8h消毒并更换气管套管垫1次,如有痰液或渗出液污染时,要及时更换。

更换方法:先将污染的气管套管垫取下,用安尔碘棉球消毒瘘口周围皮肤,将 10cm×10cm 大小的无菌新纱布剪成"Y"字形(图16-10)开口,开口向上,轻轻垫在气管套管下(图 16-11)。

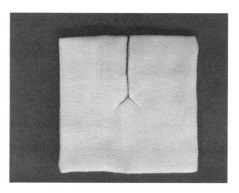

图 16-10　"Y"字形开口

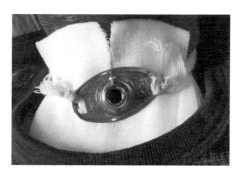

图 16-11　气管套管垫

(2)观察颈部伤口渗血、渗液情况,因术后颈部气道瘘口无需缝合,有少许渗血属于正常现象,若渗血明显应及时通知医生,并协助止血。

(3)正常情况下,术后患者会有少量痰液从颈部气道瘘口处溢出,如溢出的分泌物过多、呈脓性或有异味,应警惕伤口感染。

(五)翻 身

术后卧床期间,每2h翻身一次,并保持床单元清洁、干燥。

(六)导管护理

1.留置针

术中留置针用于静脉补液及静脉麻醉,术后带入病房用于静脉输液。应妥善固定,防止敷贴翘起、卷边,注意观察穿刺部位皮肤情况。

2.颈部引流管

颈部引流管是喉癌术后常见的留置管路(图16-12),根据患者手术方式、手术部位及手术范围,颈部左、右两侧可留置一条或多条负压引流管。返回病房后,应及时清点引流管的根数及放置位置,并做好标识。

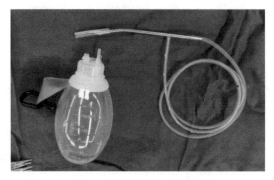

图16-12 颈部负压引流装置

（1）置管目的

引流术腔中的气体和液体,促进伤口愈合,防止术后感染,观察病情变化。

（2）置管期间的注意事项

1）置管期间,颈部活动幅度不宜过大,以免引流管不慎滑脱。保持引流管通畅,防止管路折叠、受压、扭曲、牵拉。

2）妥善放置引流管,卧床时,将引流器（球状）平放于床头,使引流器位置低于引流口平面,避免气体及液体反流而引起逆行感染,再用蓝色固定夹将引流管固定于床面（图16-13）。

3）翻身时,先松开固定夹,将引流器稍稍靠近颈部,避免翻身幅度过大,牵拉引流管。

4）站立或下床活动时,用固定夹将引流管固定于衣服上,尽量将引流器放入胸口口袋内,避免活动时引流器因重量而晃动（图16-14）。

5）随时观察引流器的负压状态,保证负压吸引有效。

6）每班记录引流液的量,同时观察引流液的颜色、性状及有无皮下积气、积液。

（3）拔　管

1）拔管指征:24h内引流液呈淡黄色,引流量<10mL,可考虑拔管。

2）拔管后注意观察患者呼吸情况,颈部有无出现皮下气肿、血肿现象。

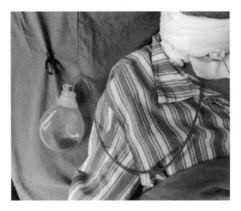

图 16-13　引流管放置(卧位)

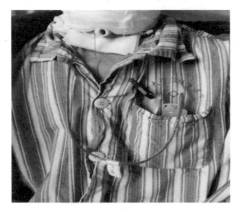

图 16-14　引流管放置(站立)

3. 胃　管

胃管是喉癌术后重要的留置管路。术后早期,患者不能经口进食,需通过胃管提供足够的营养摄入,满足机体代谢的需要。置管期间,应保持管路通畅,妥善固定(图 16-15)。定期更换敷贴,防止滑脱。若胃管不慎滑脱,切勿自行安置胃管,应立即通知医生,由医生决定是否重置胃管。

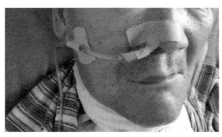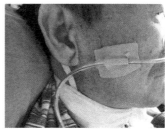

图16-15 胃管固定方法

4.导尿管

留置尿管期间,注意保持管路通畅,定时夹闭尿管,训练膀胱功能,观察尿液的量、颜色及性状。一般术后第1天可拔除尿管,拔管后注意关注患者自行排尿情况。

(七)口腔护理

保持口腔清洁可以降低喉癌术后喉部伤口感染和咽瘘的发生风险。术后常规口腔护理2次/d;抗菌漱口液漱口1min/次,4次/d。漱口时勿用力鼓动双颊,用舌在齿颊、腭面轻轻搅动,使漱口液在口中流动、震荡,充分与口腔黏膜接触,再将漱口液吐出。告知患者术后7~10d内不做吞咽动作,勿将口腔内分泌物咽下。

(八)发音功能训练

患者术后因气管切开而暂时失去发音功能,待气管套管堵管后,指导患者早期进行发音功能训练。嘱患者深吸一口气,先从发简单的单音开始,如"yi""a"等,再扩展练习单字、单词到短的语句,每日坚持练习,数日后即可讲出简单的话语。

(九)并发症观察

1.出　血

临床表现:气管套管内持续吸出新鲜血液,颈部伤口周围有鲜血渗出,颈部皮下血肿明显,颈部负压引流管持续吸出较多鲜红色液体。

处理:迅速通知医生,协助医生拆除切口皮肤缝线,拔除金属气管套管,更换一次性带气囊套管,并进行气囊打气,防止血液流入下呼吸道;嘱患者保持颈部制动;及时吸出气管套管内的血性分泌物;遵医嘱使用止血药物;必要时进行手术止血。

2.咽　瘘

临床表现:局部伤口红肿、疼痛明显,伤口愈合不良,有裂口,伤口敷料渗液过多,体温升高。

处理:严密观察患者生命体征变化,尤其是体温;予以抗感染治疗;根据伤口情况增加换药次数,保持敷料清洁、干燥;加强口腔护理,避免吞咽动作,使局部伤口处于休息状态;鼻饲高营养、高蛋白流质饮食,必要时给予静脉高营养治疗;若瘘口已形成,轻者用碘仿纱条填塞,可自愈;若瘘口较大,需手术修补。

3.皮下气肿

临床表现:以气管瘘口为中心,出现颈、胸、颜面部皮肤肿胀,按之有捻发感,听诊有捻发音。

处理:严密观察患者呼吸、循环情况;观察并记录皮下气肿的范围、程度和发展情况;轻度皮下气肿可以在3d内自行吸收,严重者应行切开或穿刺排气。

4.淋巴漏

临床表现:淋巴液漏出并积聚在皮下,局部组织肿胀,切口引流管内有淡黄色澄清液体流出。

处理:症状轻者,1周左右可自行恢复;漏液较多者,可通过引流以及局部加压包扎的办法来减少淋巴液漏,选择高蛋白、低脂营养鼻饲液,减少脂肪摄入;若每天引流液>500mL,应予以禁食,并采用全胃肠外营养支持治疗,必要时进行手术探查,将淋巴管漏液部位进行结扎或缝扎处理。

5.气管内套管堵塞

临床表现:呼吸急促,自觉憋闷、呼吸困难。

处理:观察痰液的量、颜色和黏稠度,根据痰液性质调整气道湿化的方法和液量,适当增加吸痰频率;堵管严重者,应立即取出内套管,置入备用套管,改善通气。

6.误　咽

临床表现:经口进食时发生剧烈呛咳,有食物从气管套管内咳出。

处理:停止经口进食,延长鼻饲时间;及时吸出气管内的食物。

五、出院护理 ▶▶▶

(一)饮 食

患者拔除胃管后2周内仍需进食黏稠度高的团状食物,如面包、馒头。2周后方可进普食。进食期间注意观察有无呛咳、呼吸困难、误咽、恶心呕吐等不良反应。

(二)复 查

患者出院后1个月内需每2周复查1次,之后每3个月复查1次,3年以后每半年复查1次,至少复查5年。若出现呼吸困难、颈部淋巴结肿大、造瘘口有新生物等现象,应及时来院就诊。

(三)后续治疗

患者后续需进行放射治疗或化学治疗的,出院后应定期来院行放化疗。

参考文献

[1] 陈燕,闫晓燕.微量注射泵在气管切开术后气道湿化中的应用[J].中西医结合护理(中英文),2017,3(11):104-106

[2] 李露,高欣源,李剑华,等.系统呼吸训练对肺癌患者术后短期呼吸运动功能的疗效[J].中国康复医学杂志,2016,31(11):

1225－1229.

[3] 陶云娜,徐小梅,沈朦,等.持续雾化吸入在神经创伤重症气管切开患者中的效果观察[J].浙江医学,2017,39(23):2166－2168.

[4] 肖亚茹,黄素芳.人工气道内吸痰护理的研究进展[J].护理研究,2018,32(16):2504－2508.

[5] 杨剑峰.气管切开后不同湿化液对气道湿化的效果比较[J].世界最新医学信息文摘,2016,16(20):67－68.

[6] 郑岩,韦钧,赵莹,等.快速康复护理在喉癌患者手术中的临床应用[J].实用临床护理学电子杂志,2019,4(8):148－149.

[7] Kaka AS, Zhao SZ, Ozer E, et al. Comparison of clinical outcomes following head and neck surgery among patients who contract to abstain from alcohol vs patients who abuse alcohol[J]. JAMA Otolaryngol Head Neck Surg, 2017, 143(12): 1181－1186.

（袁　丹）

案例十七 — 毒性弥漫性甲状腺肿围 手术期护理

患者夏某,女,44岁,10年前发现甲状腺功能亢进,长期口服甲巯咪唑片(赛治)治疗,控制一般,8年前甲状腺逐渐增大,伴轻度突眼,甲状腺颈部B超示:甲状腺回声弥漫性粗大不均匀。拟以"双侧甲状腺肿"收入院。入院后查体:双侧颈部对称,双侧甲状腺Ⅲ度肿大,大小约8cm×5cm,质韧,边界清。患者呼吸平稳,无胸闷、气促等不适,发音、吞咽功能均正常。

既往史:无高血压、糖尿病、心脏病史,否认其他疾病及过敏史

辅助检查:总 T_3 2.17nmol/L,游离 T_3 4.52pmol/L,总 T_4 26.3nmol/L,游离 T_4 6.45pmol/L,促甲状腺激素0.93nIU/L,甲状腺过氧化物酶抗体>1300IU/L,抗甲状腺球蛋白抗体100.5IU/L,促甲状腺素受体抗体34.87IU/L。甲状腺超声示:甲状腺回声弥漫性增大不均匀,甲状腺未见明显缩小。甲状腺CT示:两侧甲状腺明显肿大伴多发结节,双侧颈部Ⅱ~Ⅵ区多发小轻度肿大淋巴结。基础代谢率:-4%~+2%。心率:67~84次/min。

用药史:美托洛尔(倍他乐克),2粒口服1次/d;赛治,2粒口服1次/d;碘化钾口服液,10滴口服1次/d。

　　患者完善术前各项检查及宣教,在全麻下行"左侧甲状腺全切＋右侧胸骨后甲状腺肿切除术"。术后安返病房,带回颈部负压引流管一根,引流出血性液体,留置导尿通畅,尿色清,发音稍低沉,吞咽功能正常。遵医嘱予以Ⅰ级护理、禁食、持续双鼻塞吸氧3L/min、心电监护,测成人早期预警评分q8h,并予以抗炎、化痰、补液、止痛等对症治疗。患者自诉切口针刺样疼痛,NRS评分为2分,Barthel评分为中度依赖,VTE评分为5分,重度危险,指导踝泵运动,鼓励患者早期下床活动,预防VTE发生。术后诊断:右侧胸骨后甲状腺肿;左侧结节性甲状腺肿。

一、定　义

　　毒性弥漫性甲状腺肿,又称Graves病,亦有弥漫性甲状腺肿伴功能亢进症、突眼性甲状腺肿、原发性甲状腺肿伴功能亢进症、Basedow病等之称。毒性弥漫性甲状腺肿是一种自身免疫性疾病,临床表现并不限于甲状腺,而是一种包括高代谢综合征、弥漫性甲状腺肿、眼征、皮损和甲状腺肢端病等多系统疾病的综合征。多数患者同时有高代谢综合征和甲状腺肿大。甲状腺以外的表现为浸润性内分泌突眼,可以单独存在而不伴有高代谢综合征。

　　Graves眼病是Graves病的常见并发症。由于眼外肌及眼眶结缔组织的炎症反应及纤维化,导致眶内容物体积增大,导致眼球突出、眼睑退缩、球结膜水肿、眼球运动障碍、复视、视神经压迫等症状,严重时可致盲,严重影响患者的生活质量。

第1级为非浸润性突眼(良性突眼)。

第2~6级为浸润性突眼(恶性突眼),占突眼的5%~10%,多为双眼外突,少数为单眼突出,且多为男性。临床表现:畏光流泪,眼异物感、疼痛;突眼度为18~20mm,重症突眼度≥30mm,双眼突出度常相差2~3mm,也可单眼外突;眼睑浮肿或肥厚,结膜充血水肿,重者球结膜膨出,眼阜水肿;眼肌受累后,眼球活动受限或固定,视野缩小、复视、极少数可发生眼球不全脱位;眼闭合不全时,可发生角膜炎、溃疡、穿孔、全眼球炎或视神经萎缩,均可使视力下降,甚至失明。

二、诊 断

Graves病的诊断标准:①临床甲亢症状和体征;②甲状腺弥漫性肿大(触诊和B超证实),少数患者可以无甲状腺肿大;③血清TSH水平降低,甲状腺激素水平升高;④眼球突出和其他浸润性眼征;⑤胫前黏液性水肿;6促甲状腺素受体抗体或甲状腺刺激抗体阳性。

以上诊断标准中①~③为诊断必备条件,④~⑥为诊断辅助条件。

三、手术方式和麻醉方式

手术方式为传统开放手术。麻醉方式为全麻。

四、手术前护理

(一)饮食护理

宜进食低碘、高蛋白、高热量、富含B族维生素的饮食。禁食辛辣刺激性食物,禁饮咖啡、浓茶、酒等刺激性饮料。术前6h禁食禁饮。

(二)心理护理

多数患者由于焦虑、猜疑、易激惹,会不愿与医护人员沟通。因此,护理人员应多给予患者关心与体贴,态度和蔼,避免刺激性的语言。多与患者交流,仔细耐心地做好心理疏导工作,与患者建立信任关系,使其能够配合治疗。合理安排家属探视,促进家属与患者的沟通,让患者保持良好的精神状态,也有利于其接受治疗。

(三)呼吸训练和有效咳嗽咳痰训练

1.腹式呼吸训练

患者取卧位或半卧位,进行深长而缓慢的呼吸。用鼻吸气,用口呼气,呼气时口唇缩拢成鱼口状,用手按压腹部,一呼一吸时间为15s左右。即深吸气(鼓起肚子)3~5s,屏息1s,然后慢呼气(回缩肚子)3~5s,屏息 1s。采用深而慢的呼吸 8~10 次/min,每次 10~20min,循序渐进,长期坚持,以改善通气功能。

2.有效咳嗽咳痰训练

患者进行两次深呼吸后,再深吸一口气后屏气 3~5s,身体前倾,腹部收缩,用胸腹部力量,进行 2~3 次短促有力的咳嗽,咳嗽的声音应由胸部震动而发出,排出痰液后调整呼吸,舒缓气喘,如此反复。咳嗽锻炼每天 3~5 次,每次 15min。

(四)休　息

保持环境凉爽、通风、安静,避免与病情危重的患者同住一室,使患者得以充分地休息。应减少活动,避免体力消耗。如出汗多,及时更换衣物和床单位。必要时可卧床休息或遵医嘱给予镇静剂。

(五)基础代谢率测定

人在清醒安静状态下,不受肌肉活动、环境温度、食物及精神紧张等因素影响时的能量代谢称基础代谢率(BMR)。

BMR(%)=(脉率+脉压)-111,

基础代谢率的正常范围是-10%~+15%;15%~30% 为轻度甲亢;30%~60% 为中度甲亢;BMR>60% 为重度甲亢。

测定人体基础代谢率时必须控制以下条件:①清晨未进餐;②在检测前不要做费力的活动,应该安静平卧半小时以上;③室温应控制在 20~22℃。

(六)体位训练

术前1周开始,指导并督促患者循序渐进地练习颈部过伸体位(图17-1)。

患者取仰卧位,双肩下垫一20~30cm高度的软枕,使颈部呈过伸位,充分暴露颈前部。训练时间从开始到不能耐受为止,循序渐进,根据患者自身情况,训练时间从30min左右开始逐渐增加,若无不适,可使头部尽量后仰,达到下颌、气管、胸骨处于同一水平线;每天练习3~4次,每次30~60min,使患者能够缓慢适应体位,并能坚持1h以上。

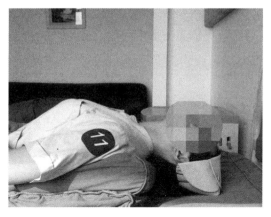

图17-1　颈部过伸体位

(七)床上大小便训练

教会患者正确使用便盆,演示便盆的使用方式和取出方法。嘱患者及其家属不能硬拉或者硬塞患者身下的便盆,也不能放置过长时间,以防引起局部皮肤破损;指导患者双腿屈膝协助用力。

(八)Graves眼病的护理

(1)轻度眼病一般无需特殊治疗,平时可戴黑色或茶色眼镜,以减轻强光对眼的刺激;睡眠时采取头高脚低位,以缓解眼部局部水肿、淋巴引流或静脉回流不畅而导致的眼压增高;可服用利尿剂以减轻眼部水肿;用人工泪液滴眼,以缓解眼睛干燥、异物感。

(2)对于眼睑挛缩、眼裂增大者,可给予5%~10%胍乙啶或1%普萘洛尔点眼剂点眼;对于眼睑闭合困难者,可用胶布牵拉上、下眼睑使之闭合;佩戴棱镜可减轻复视。

(3)必要时,患者手术当日剪患侧眼睫毛,行结膜囊冲洗,遮盖术眼。涂眼药膏时注意覆盖整个角膜,包盖患眼时借助胶布将下睑皮肤向上提,以减少角膜暴露,防止眼睑闭合不全引起角膜并发症。

(九)术前口服药物护理

(1)对于服用咪唑类和硫脲类抗甲状腺功能亢进药物的患者,服药前应嘱咐患者,若出现皮肤瘙痒、丘疹等症状,应及时停药;告知其部分患者口服抗甲状腺功能亢进药物后会出现白细胞计数减少,甚至会引起粒细胞缺乏症,故初治患者应严密监测血象变化,治疗的第1个月,每周复查外周血白细胞1次,必要时根据医嘱加服升白细胞药物,较重者应立即停药,严密做好保护性隔离。治疗期间必须定期监测甲状腺激素、促甲状腺素水平及外周血白细胞计数,病情稳定后及时将药物调整到维持量,以防发生药物性甲状腺功能减退。

(2)甲状腺功能亢进患者围手术期都要服用碘剂。因为碘剂可抑制甲状腺素的释放,而不能抑制其合成,服用一定时间后,甲状腺内储存的激素量增加,若不手术,则可发生"反跳",诱发甲状腺危象,所以要严格掌握服碘剂的时间和剂量。月经期是女性患者手术禁忌证,故服碘足量时应避开月经期。口服碘剂两周的方法:从3滴开始,3次/d;逐日增加2滴,至15滴维持至手术。另一种口服方法:每次10滴,3次/d,直至手术。因碘剂难咽,术前患者可把药液滴在饼干中口服。

(3)倍他乐克应用护理

1)用药前,应详细询问患者病史,并向患者详解使用倍他乐克治疗的目的和有效性,重点讲解该药的双向调节作用。预见性的用药宣教的目的是让患者了解可能出现的不良反应,提前做好心理调适,提高耐受力。还应指导患者学会心率、血压的自我监测,增强患者治疗的信心,提高依从性。

2)治疗过程中,应对患者进行饮食管理,严格限制盐的摄入。治疗开始后,严格遵医嘱从低剂量6.25mg/d给予患者口服;根据患者的耐受情况及血压、心率情况,个性化制定患者的治疗递增剂量,逐渐增加。同时,告知患者要严格按时按量规律用药,不可自行停药,防止发生"反跳",导致病情加重。除定时监测患者血压、心率变化外,还应询问患者有无心悸、心慌、喘息等不良反应,确保用药期间的安全。

(十)术前准备

术前一日向患者宣教术前需准备的用物,术前指导、请麻醉科会诊、进行手术标记等。

五、手术后护理

(一)术后体位

患者术后返回病房,给予去枕平卧头偏向一侧;6h后全麻清醒后给予半卧位,以利于呼吸和切口引流;保持头颈部舒适体位,在床上变换体位、起身时,用手固定颈部使颈肩部保持在同一水平面上;咳嗽时用手轻轻按压颈部,以减轻切口张力。术后应鼓励并指导患者正确咳嗽,酌情给予雾化吸入,帮助患者咳嗽,密切观察是否存在并发症。

(二)观察病情变化

术后48h之内,应严密观察病情变化,保持呼吸道通畅,观察患者术后有无手、足、口唇发麻等低钙血症的表现,及时遵医嘱予以补钙治疗。

(三)创口及引流管的观察和护理

注意切口有无渗血,密切观察引流液的量、性质、颜色。若每小时引流量＞50mL,引流液颜色呈鲜红色,应及时报告医生,查找原因,及时处理。防止引流管受压扭曲、脱落,判断有无感染或其他并发症。

(四)甲状腺术后出血护理

(1)手术结束后,平稳搬运患者,减少患者颈部活动,尽量避免患者咳嗽,减少因结扎线脱落引起的出血。

(2)监测患者的血压情况,在术后保持半卧位,观察患者的呼吸、颈部体征、引流液的颜色和量、伤口敷料渗出情况等。如果出现异常,考虑是否有出血,及时作出判断并予以处理。

(3)为防止术后出血及其他并发症的发生,要加强对患者的观察。医护人员应定期对病房进行巡视,询问患者身体状况,有无压迫、呼吸不畅的感觉,是否出现睡眠中惊醒的情况,同时观察患者的呼吸变化、手术切口是否有引流不畅和肿胀现象,若出现异常情况,及时进行处理。

(4)为防止紧急状况的发生,术后在患者的床旁放置急用设备,包括无菌气管切开包、手套等。

(5)加强饮食管理,术后6h内禁食,为减少血管扩张及出血,3d之内患者只能进食流质、温凉饮食。

(五)甲状腺危象的预防

(1)创造安静的休养环境,促进睡眠。将患者安置于安静、清爽、舒适、室温偏低的环境中,嘱其绝对卧床休息,避免一切不良刺激。对于烦躁不安者,遵医嘱给予适量镇静剂以促进睡眠。

(2)甲状腺危象的病死率高,与是否存在并发症、并发症处理是否得当和及时密切相关。因此,甲状腺危象的预防和对患者的健康教育十分重要。

1)向患者及其家属介绍甲状腺危象的常见诱因,预防感染、避免精神刺激、过度劳累;对重症甲亢患者或甲亢患者有上述危象诱因存在时,应警惕甲状腺危象的发生。

2)配合药物治疗,告诉患者注意观察和监测抗甲状腺功能亢进药物的主要不良反应,如骨髓抑制所致的白细胞减少、急性粒细胞缺乏,肝功能损害,皮肤过敏等。

3)对于需择期手术的甲亢患者,应酌情应用抗甲状腺药物治疗2~3个月,以控制甲亢症状;维持正常心率,将血清FT_3、FT_4降至正常,手术前服用复方碘溶液2~3周;对于急症手术来不及控制甲亢症状的患者,可用普萘洛尔和大剂量碘溶液进行手术前准备,手术后尽快使用抗甲状腺药物,并密切观察病情变化。

(3)患者宜采用高蛋白、高热量、高维生素、低碘、低纤维素的饮食,避免进食辣椒、芥末等辛辣、刺激的调味品,禁饮浓茶、咖啡等饮料。

(六)甲状腺危象的处理

1.迅速采取有效降温措施

(1)可采用物理降温,如冰袋、温水等。

(2)遵医嘱使用退热药,多用乙酰苯胺类药物,但应避免使用阿司匹林,因其可与T_3、T_4竞争结合TBG,提高FT_3、FT_4浓度,且大剂量水杨酸类药物本身可增加机体代谢率。

(3)严重者可采用人工冬眠疗法,异丙嗪、哌替啶各50mg静脉注射,此法不仅有降温作用,而且可阻滞中枢神经冲动,较物理降温疗法效果更好。

2. 遵医嘱应用肾上腺皮质激素

甲亢患者糖皮质类固醇代谢加速,肾上腺皮质负担过重,反之有储备功能不足的倾向,而且糖皮质激素具有非特异性退热、抗毒、抗休克作用,能减轻危象对机体的应激作用,并可降低甲状腺激素的分泌和抑制 T_4 在周围组织转变为 T_3,因而适用于甲状腺危象的治疗。

3. 纠正水、电解质紊乱

患者因高热、大汗、食欲减退及呕吐、腹泻,均有不同程度的脱水和电解质紊乱,可通过口服或静脉及时补充足量液体,以维持液体平衡。常见的电解质紊乱有血钾低和血钠低,有的患者也可能发生血镁低和血磷低,也应注意纠正。原则上在保证血镁浓度正常的条件下进行补磷,否则有加重低镁血症的风险。

4. 心理护理与饮食管理

甲状腺危象时,患者基础代谢率高,时常大汗淋漓,衣服湿透,增加患者的烦躁不适。护士应予以理解和关心,病房应通风良好,室温保持在20℃左右,以减少出汗。指导患者多饮水,以补充丢失的水分,协助患者擦浴更换内衣,让患者穿着轻便、宽松、干爽的衣服。指导患者摄入充足的营养,重视维生素的补充。

5. 寻找和去除诱因

积极控制感染,根据感染的致病菌特点,选用有效、广谱的抗生素。

6.积极处理并发症

对本病常见并发症如心力衰竭、呼吸衰竭、休克及肝肾功能不全等,要早期加以防治、监护。

(七)导管护理

1.颈部负压引流管护理

患者术毕返回病房后,应记录引流管的根数、位置、标识和放置时间,并检查引流管密封情况,避免发生漏气。保持引流管通畅,避免扭转、受压、堵塞,定时挤压引流管,保证负压吸引有效。妥善固定引流管和引流器,防止脱落。一般拔管时间为术后48~72h,前提条件是每24h引流量<20mL(图17-2)。

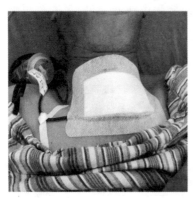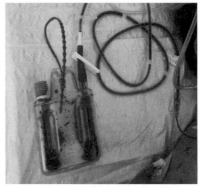

图17-2　两种类型的颈部负压引流管

2.导尿管护理

(1)保持导尿管通畅,避免导管受压、扭曲、堵塞,导致引流不畅的情况。

（2）每日饮水量在1000～1500mL，以起到增加尿量，冲洗尿管的作用。

（3）防止逆行感染。保持尿道口清洁，用0.1%苯扎溴铵溶液清洁尿道口，2次/d，保持引流管和集尿袋均不可高于耻骨联合，避免尿液逆流。

（4）训练膀胱功能。可采用间歇性阻断引流，使膀胱定时充盈、排空，促进膀胱功能的恢复。

（八）颈肩部功能锻炼

1. 面部操

用双手大鱼际在同侧面部沿下颌角沿线自上而下按摩；食指、中指、无名指并拢后用指腹沿对侧下颌骨沿线自下而上按摩；双手掌大小鱼际同时拍击面部咬肌部位，该操适合在术后1～2d进行训练。

2. 颈部操

下颌角分别靠近胸骨柄正中、左前45°、左侧90°，右前45°、右侧90°，做5个方向的低头运动；下颌靠近左右肩部180°旋转运动，来回交替。

3. 肩部操

耸肩运动，左右肩部来回交替；肩关节做360°旋转运动，左右来回交替；双手握拳屈肘90°，由胸前分别向左右两边做扩胸运动。

4. 放松运动

握紧拳头，分别用小鱼际敲打另一只手的合谷。

(九)饮食护理

(1)甲状腺术后6h即可恢复进食。第一天吃温凉食物,不能吃热的,以免引起颈部血管扩张,用吸管喝水。由于切口尚未愈合,术后早期吞咽时颈部疼痛明显,可以改为进食粥、面条等凉半流质食物,有利于吞咽和减轻颈部疼痛。

(2)术后少吃含碘量高的食物,如海带、紫菜、发菜、淡菜、干贝、蛏、海蜇、海参、龙虾、带鱼、鲍鱼、鱼肚、蚶、蛤、甲鱼。每日进食的热量,男性至少2400kcal,女性至少2000kcal。多吃高蛋白食物,年轻患者还需多吃脂肪类食物,多吃含维生素丰富的水果、蔬菜、少吃辛辣食物,如辣椒、葱、姜、蒜等。尽量不吸烟,不饮酒,少喝浓茶、咖啡。

(十)低钙血症的处理

若患者术后出现低钙血症,可先静脉微泵推注10%葡萄糖酸钙10mL,然后每天静脉滴注10%葡萄糖酸钙20mL;24h后症状改善不明显者,同时每天经静脉补充25%硫酸镁15mL,10%氯化钾20mL,直到症状消失;症状消失后,继续口服碳酸钙D_3片。

治疗后低钙血症的症状均会在72h内得到缓解,术后3~7d消失。如果患者仍然有四肢麻木、针刺感、夜间肌肉痉挛等症状,则为永久性甲状旁腺功能低下,需长期口服维生素A、维生素D和碳酸钙D_3片。饮食方面,要减少含磷量高的食物的摄入,增加含钙丰富食物的摄入。

(十一)发音训练

指导患者用四指按住喉结两旁向中线靠拢,并同时发出"啊、哦、伊"等颤抖单音;也可采用"弹唇练习",双唇闭合并用气息冲击双唇使其颤动,发出"嘟嘟"声。该练习可作为声带按摩的方法,帮助康复。发音锻炼应该循序渐进,以患者自觉不疲劳为宜,每次持续10min,3次/d,持续3个月。

(十二)用药护理

1.左甲状腺素钠片

清晨空腹口服,将一日剂量一次性用适当液体(例如半杯水)送服,早餐前20~30min吃药最佳。具体的用药剂量因人而异,需要根据手术的切除范围、患者的体重、患者血清中的促甲状腺激素水平来确定。关于服药的剂量也不是一成不变的,医生会根据患者的甲状腺功能检查结果来进行调整。如果超过个体的耐受剂量或者过量服药,特别是由于治疗开始时剂量增加过快,患者可能出现心律失常(如心房颤动和期外收缩)、心动过速、心悸、心绞痛、头痛、肌肉无力和痉挛、潮红、发热、呕吐、月经紊乱、假脑瘤(头部受压感及眼胀)、震颤、坐立不安、失眠、多汗、体重下降和腹泻。如果发生上述情况,应该减少患者的每日剂量或停药几天。一旦上述症状消失,患者应小心地重新开始药物治疗。如果漏服1次,可在第2天服用2倍的剂量。

2.优甲乐与其他药物或食物间隔时间

优甲乐与维生素、补品服用时间间隔1h;与含铁、含钙药物或食物间隔2h;与豆类、奶类间隔4h;与消胆胺、降脂树脂间隔12h。

六、术后随访

（1）术后随访时间为术后1个月、3个月、半年、1年,然后是每2～3年1次。

（2）若出院时无特殊交代,患者术后可正常饮食,对于需要行碘放射治疗的患者,自术后开始禁止食加碘盐及含碘高的食物如海带、紫菜等。

（3）复查时,患者需携带病历复印件或诊断证明或出院证明,复查当天早上最好空腹,可服用优甲乐,外院第一次来复查患者切记带病历相关材料。

（4）甲状腺良性肿瘤常规复查FT_3、FT_4、TSH;甲状腺恶性肿瘤常规复查FT_3、FT_4、TSH、Tg,必要时行甲状腺彩超、核素扫描及CT检查。

（5）甲状腺术后第1次复查时间一般为术后1个月（自手术日期算起）,前后尽量不要大于1周。

（6）在甲状腺手术后,保持精神愉悦很重要,避免忧郁恼怒或者忧愁思虑过度,以免诱发或加重病情。

参考文献

[1] 黄静,章新亚,梁冠冕,等.集体颈肩操锻炼在甲状腺癌术后患者早期功能康复中的应用效果[J].中华现代护理杂志,2016,22(28):4043－4046.

[2] 李建群.甲巯咪唑联合左旋甲状腺素治疗Graves病的临床效果观察[J].临床合理用药杂志,2020,13(14):83－84.

[3] 刘素红,魏淑英.甲状腺手术中喉返神经损伤的术后观察与护理[J].中国实用神经疾病杂志,2017,20(10):141－142.

[4] 韦雪云,张雄文,许海燕.甲亢围手术期的护理及评估[J].外科研究与新技术,2018,7(3):149－152.

（朱燕燕）